フェイシャル・フィラー

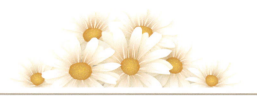

注入の極意と部位別テクニック

岩城 佳津美
いわきクリニック形成外科・皮フ科

克誠堂出版

【謹　告】

■　本書に記載の製品名・薬剤名・会社名等は2017年2月現在のものです。

■　本書に記載されている治療法に関しては，発行時点における最新の情報に基づき，正確を期するよう，著者ならびに出版社は最善の努力を払っております。しかし，医学的知識は常に変化しています。本書記載の治療法・医薬品・疾患への適応等が，その後の医学研究や医学の進歩により本書発行後に変更され，記載された内容が正確かつ完全でなくなる場合もございます。

　　したがって，読者自らが，メーカーが提供する最新製品情報を常に確認することをお勧めします。また，治療にあたっては，機器の取扱いや疾患への適応，診療技術等に関して十分考慮されたうえ，常に細心の注意を払われるようお願い致します。

■　治療法・医薬品・疾患への適応等による不測の事故に対して，著者ならびに出版社はいかなる責務も負いかねますので，何卒ご了承下さい。

はじめに

　昨年（2016年）4月，福岡で開催された第59回日本形成外科学会総会・学術集会において，ランチョンセミナー「フィラー注入の極意―輪郭を制するものはフィラー注入を制す―」という演題で約1時間の講演を終え，安堵感と解放感にどっぷり浸りながら半ば放心状態で会場を後にふらふら歩いていたところ，突然「岩城先生！　今のご講演の内容で，本を書いてみませんか？」と克誠堂出版の堀江氏からお声掛け頂いたことが，遠い昔のことのようです。フィラー注入については，学会や医師向けのセミナー等での講演の機会をたくさん頂いておりましたが，それを何か形として残せればよいなと漠然と考えていた矢先でしたので，あまりのタイミングの良さにその場でふたつ返事で快諾してしまいました。

　思えばこれが試練の日々の始まりでした。その場で跡形なく終了するプレゼンテーションと違い，書物となると一行たりともいい加減なことは書けません。フィラー注入の極意は，ひとことで言ってしまえば「老化の過程を反転させてやればよい」のですが，これが非常に難しい。体の中でも顔面は，豊かな表情を作るために複雑な動きを必要とする特殊な部位で，解剖学的に非常に複雑です。さらに顔面の老化の過程は，隣接する層からの二次的な変化も加わり，複雑極まりないものになってきます。また，日進月歩の美容医学の中でも，フィラー注入分野の進歩は近年目覚ましく，次々と新しい製剤・手技・トピックスが出てきます。この10カ月の執筆期間の間にも，すでに書いたことが古くなってしまい，書き直しが必要になることも少なくありませんでした。たった一行の文章を書くのに，いくつも苦手な英語の文献を読まねばならず，読んで勉強すればするほど沼に嵌ってゆく。その繰り返しで「できる限り完璧なものにしたい」と意気込めば意気込むほど，原稿が書けなくなってしまった時期がありました。幾度となく「もう書けません，このお話はなかったことにしてください」と申し上げたい衝動に駆られましたが，投げ出したくなって苦しんでいた時に，教科書の執筆経験がある友人の医師から「先生，初版から完璧な内容にしようと思ったらそれこそ終わりがないし，気が狂いますよ。そこそこでいいんですよ。」というアドバイスを頂き，その言葉に救われ，随分と気が楽になりました（第2版があるかどうかはわかりませんが…）。

　私がフィラー注入を始めてから，はや18年の歳月が経過し，今では私のライフワークのひとつとなっていますが，本書には，現時点で私のもてる知識・技術を余すところなく記載したつもりです。しかしながらフィラー注入には「これ」という王道はなく，私の考え方・注入法がすべてではありません。私自身も，考え方や注入法が常に変化し続けています。本書によって，先生方のフィラー注入に対する考え方や手技の幅が広がり，少しでもお役に立てましたら幸いです。

　最後に，このような貴重な執筆機会を与えてくださいました克誠堂出版の堀江拓氏，および「刊行にあたって」のお言葉を頂きましたメガクリニック院長の高柳進先生に心より深謝いたします。

2017年3月

いわきクリニック形成外科・皮フ科
岩城 佳津美

目次

- はじめに……………………………………………………………………………iii
- AR機能の使い方……………………………………………………………………vii
- 刊行にあたって　高柳　進……………………………………………………viii

I　フィラー注入の極意

極意 0　はじめに……………………………………………………………………2
　　主要なシワの呼称について 2　注入針，注入テクニック，注入層について 3　麻酔について 5
　　写真撮影について 8　注入の禁忌 9　注入後のケア 9

極意 1　顔面の老化プロセスを理解しよう…………………………………10
　　顔面の老化に同時多発テロ！ 10　顔面の分割について 15　顔を若返らせるためには・・・… 16

極意 2　フィラーを自在に使いこなそう……………………………………18
　　フィラー製剤の役割 18　フィラー注入の守備範囲 19　フィラー製剤について 20

極意 3　患者教育も重要なテクニックのひとつ……………………………22
　　患者の希望注入部位と実際の注入部位 22　「他人の顔を見る時，どこから見ますか？」23
　　解剖学的理由をわかりやすく 24

極意 4　頬の形を自在にデザインする………………………………………25
　　頬部の深層脂肪 25　頬部の浅層脂肪 26　頬の形をデザインする 26　注入手技 28　症例 29
　　▶動画をCheck！ 30

極意 5　側頭部（こめかみ）と顎は小顔のキーポイント…………………31
　　側頭部と顎の加齢による変化 31　側頭部への注入による小顔効果 31
　　顎への注入による小顔効果 33

極意 6　瓢箪型フェイスを逆卵型フェイスに………………………………34
　　年齢とともに顔のカタチが変化する 34　瓢箪変形の補正例 35　長期経過 38　注入手技 38

極意 7　フィラーで額の表情ジワをのばそう………………………………39
　　フィラーによるボツリヌストキシン様効果 39　症例 40　注入手技 41

極意 8　高齢者は下顎部（顔面下1/3）が若返りのキーポイント………42
　　下顎部（顔面下1/3）の加齢による変化 42
　　下顎部（顔面下1/3）のフィラーによる補正 43　症例 43　注入手技 45

極意 9　近年のトレンド―少量ポイント注入でリフトアップ―…………46
　　I．少量ポイント注入によるリフティング 46　II．ガルデルマ社が提唱する「TrueLift」メソッド 47
　　III．アラガン・ジャパン社が提唱する「MD Codes™」52　IV．適応症例を見極める！57
　　▶動画をCheck！ 58

極意10　フィラー注入で老化予防……………………………………………59
　　フィラー注入後の長期経過 59　なぜ効果が長期維持できるようになるのか？60

	フィラー注入はたるむ前から開始するのがベスト！ *63*
極意11	過矯正警報発令中！ ……… *64*
	過矯正に注意！ *64*　過矯正の補正について *66*
極意12	ゴルゴライン治療の落とし穴 ……… *71*
	加齢による中顔面の解剖学的変化 *71*　中顔面（ゴルゴライン）補正の落とし穴 *73*
	実際の注入過程 *76*　▶動画をCheck！ *80*
極意13	合併症を回避する ……… *81*
	フィラー注入の合併症 *81*　塞栓症の予防と対処法 *81*　症例 *88*

Ⅱ　部位別注入テクニック

1	鼻唇溝（ほうれい線）への注入 ……… *92*	
	注入のコツと注意点 *92*　症例 *93*　▶動画をCheck！ *95*	
2	中顔面（ゴルゴライン）への注入 ……… *96*	
	ゴルゴライン（midcheek groove）の成因 *96*　注入のコツと注意点 *97*	
3	下眼瞼（tear trough）への注入 ……… *99*	
	下眼瞼のシワの成因①―tear trough― *99*	
	下眼瞼のシワの成因②―palpebromalar groove― *100*　注入のコツと注意点 *101*　症例 *103*	
	▶動画をCheck！ *105*	
4	側頭部（こめかみ）への注入 ……… *106*	
	注入のコツと注意点 *106*　症例 *107*　▶動画をCheck！ *108*	
5	前額部への注入 ……… *109*	
	注入のコツと注意点 *109*　症例 *110*　▶動画をCheck！ *112*	
6	側頬部への注入 ……… *113*	
	注入のコツと注意点 *113*　症例 *114*　▶動画をCheck！ *114*	
7	下顎部（顔面下1/3）への注入 ……… *115*	
	注入のコツと注意点 *115*　▶動画をCheck！ *120*	
8	sunken upper eyelids（くぼみ眼）への注入 ……… *122*	
	注入のコツと注意点 *122*　症例 *123*　▶動画をCheck！ *124*	
9	鼻筋への注入（filler rhinoplasty）……… *125*	
	注入のコツと注意点 *125*　症例 *127*　▶動画をCheck！ *129*	
10	口唇への注入 ……… *131*	
	口唇の加齢による変化 *131*　注入のコツと注意点 *131*　症例 *134*　▶動画をCheck！ *136*	

Ⅲ　ケーススタディ

1　39歳，女性 …………………………………………………………………………………… *139*
2　38歳，女性 …………………………………………………………………………………… *142*
3　38歳，女性 …………………………………………………………………………………… *144*
4　49歳，女性 …………………………………………………………………………………… *148*
5　51歳，女性 …………………………………………………………………………………… *151*
6　40歳，女性 …………………………………………………………………………………… *154*
7　52歳，女性（顔面骨格の高度萎縮変形症例） ……………………………………………… *156*

■ 索引 ……………………*160*

AR機能の使い方

本書では，各項目内の「▶動画をCheck!」の というアイコンが付いた写真にスマートフォンやタブレットのカメラをかざすだけで，動画を見ることができます！

端末に専用のアプリをダウンロードすれば使用できます。
ARアプリにはさまざまなものがありますが，本書では「COCOAR 2（ココアル2）」を採用しています。

❶ まず「COCOAR 2」をダウンロードする

「App Store」や「Playストア」から「COCOAR 2」を検索し，ダウンロードします。

※「COCOAR」には，「COCOAR」と「COCOAR 2」の2つがありますが，本書では「COCOAR 2」をダウンロードして下さい。

iOS版 App Store

Android版 Playストア

「COCOAR 2」と検索

❷ 「COCOAR 2」を起動する

ダウンロードが完了したら，アイコンをタップしてアプリを起動します。
カメラの「SCAN」マークが出てくるので，マークをタップしてスキャンモードにします。

※アプリを起動する際にカメラへのアクセスを求められることがあります。

❸ 「▶AR」のアイコンが付いた写真をスキャンする

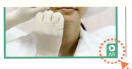

「▶AR」のアイコンの付いた写真をスキャンすると，2～10秒程で動画が始まります。

「AR機能」アイコン

※本書では，AR機能に対応した写真には，わかりやすくするために，上記のように青または緑色のフレームで囲み「▶AR」のアイコンを付しています。
※スキャン画面のフレームに写真全体が収まるように，カメラの距離を調整して下さい。
※写真をスキャンする際は，明るい場所で正面からスキャンして下さい。
※通信環境によっては動画の読み込みに時間がかかったり，写真を認識できなかったりする場合があります。極力通信環境の良いところでご使用下さい。
※推奨環境は，Android：4.0以上，iOS：9.0以上（iPhone，iPad，iPod touchに対応）です（ただし，一部機種によっては動画を読み込めない場合もございます）。
※「COCOAR 2」の使用方法については，以下のURLでも確認できます。
　https://www.youtube.com/watch?v=n1cPyXFQbX4

★事前の予告なくサポートを終了する場合もございますので，動画の再生ができなくなった際は，弊社：克誠堂出版㈱（Tel：03-3811-0995）までお問い合わせ下さい。

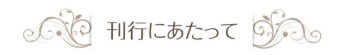

刊行にあたって

　世界の美容外科統計をみると，非手術による治療は，近年とみに増加傾向であるのがわかる。治療を受ける患者サイドで考えてみると，大きい変化が得られるとしても手術のようにキズが残ったり，何日も人前に出られないといったダウンタイムで悩む必要のないフィラー治療は受け入れやすいものであろう。また，フィラー製品も随分と使いやすいものが市場に出てきており，医師サイドも手軽に行える治療方法として，今後益々人気は高まっていくと考えられる。その反面，十分な知識をもたずに治療に取り組めるという危険性もはらんでいる。実際，フィラーのトラブルで悩む患者も後を絶たないのが現状である。

　本書の著者である岩城先生の各種テクニックは，学会で発表されるたびに参考になることが多く，これまでご講演を聞きながら「なるほど」と思っていたものである。この度，ご自身の経験からより良い結果を得るためのコツや重要なポイントをまとめて頂き，フィラーによる治療を行う医師にとって，多くの参考になる情報が得られる一冊のテキストにまとめられたことは誠にありがたい。

　手軽な治療法だからこそ，基礎と技術を確実に学んだうえで，適応を見極め，患者へ施術されることを望んでやまない。

　日々お忙しい診療の中，このような本を出版されることは大変であったろうと拝察するが，有意義な指南書をまとめられたことは大変喜ばしく，心からの拍手を送りたい。

2017年3月

メガクリニック 院長
第23回国際美容外科学会（ISAPS）会長
高柳　進

I

フィラー注入の極意

Facial Filler

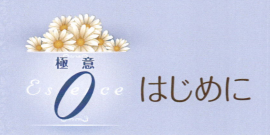

はじめに

本題に進む前に，まず基本的な事項についてまとめておきたいと思います。

主要なシワの呼称について

顔面のシワの名称については成書により若干の違いがありますが，本書では以下のように統一したいと思います（図1）。

① **tear trough**：眼窩下縁内側から眼窩下縁に沿って瞳孔正中線まで伸びるダークで凹んだ溝。若年者にも見られます。

② **palpebromalar groove**：tear trough の延長線上の溝。加齢とともに顕著になってきます。

③ **nasojugal fold**：tear trough のやや下方にみられる溝。眼輪筋と上唇鼻翼挙筋の間で，眼角動静脈が一致して走行しています。

④ **midcheek groove**：nasojugal fold の延長線上の溝。SOOF の下縁と一致します。一般的には「ゴルゴライン」と呼ばれています。

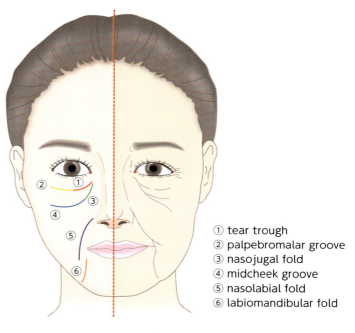

図1　主なシワの名称

⑤ **nasolabial fold（NLF：鼻唇溝）**：鼻翼から口角に伸びる溝。一般的には「ほうれい線」と呼ばれています。

⑥ **labiomandibular fold**：口角から下顎靱帯（mandibular lig.）に伸びる溝。一般的には「マリオネットライン」と呼ばれています。

注入針，注入テクニック，注入層について

1 注入用の針

　先の尖った鋭針と，先端が丸く組織を傷付けにくい鈍針カニューレがあります（図2）。いずれも，さまざまな長さ・太さのものがあり，製剤の種類や注入部位・層に応じて使い分けます。

　一般的に，鋭針は内出血や塞栓などのリスクが高くなりますが，細かいデザインがしやすく，鈍針カニューレは内出血や塞栓などのリスクは軽減できますが，浅い層への注入や細かいデザインがしにくいといった欠点があります。どちらも使いこなせるようにしておく必要があります。

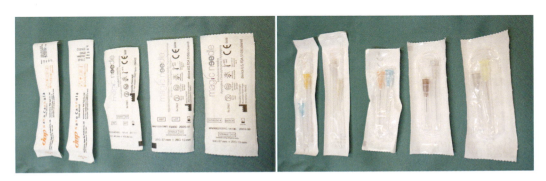

図2　さまざまな鈍針カニューレ
数種類の長さ・太さの鈍針カニューレを常備しておく必要があります（刺入点の穴あけ用ガイド針がセットになっています）。

2 注入テクニック

　フィラー注入にはさまざまなテクニックがあります。複数のテクニックを使いこなせるようにしておきましょう。

　基本となる注入テクニックは，retrograde linear threading法です（図3）。針を引きながら線状にフィラーを注入し，皮膚から針を引き抜く少し手前で注入を中止します。ギリギリまで注入を続けると，端の方だけ浅くフィラーが注入されてしまいます。

　針を刺入しながら注入するanterograde法はリスクが高いため，通常使用しません（図4）。

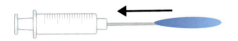
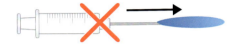

図3　retrograde linear threading法　　図4　anterograde linear threading法

Ｉ　極意

Retrograde linear threading 法の応用テクニックとして，fanning 法（図 5）や，fanning 法を組み合わせた cross-haching 法（図 6），格子上にフィラーを注入する grid 法（図 7）などがあります．

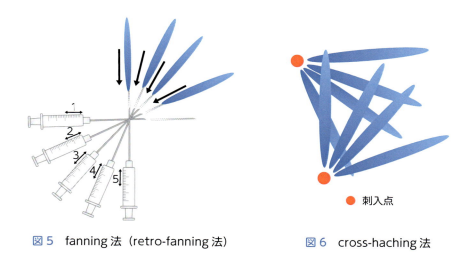

図 5　fanning 法（retro-fanning 法）　　　　図 6　cross-haching 法

　1 カ所の刺入点から一塊のフィラーを注入する depot 法（注入量がある程度多い場合は bolus 法と呼ばれることが多い）（図 8）は，深部にフィラーを注入する場合によく使用するテクニックです．その他，飛び石状に注入する serial puncture 法（図 9）などがあります．

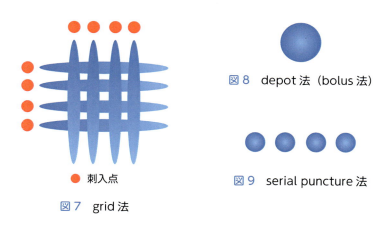

図 8　depot 法（bolus 法）

図 9　serial puncture 法

図 7　grid 法

　非常に浅いシワには，極細の鋭針（33〜34 G）を用いて真皮浅層に ferning（retrograde）法（図 10）を用いて注入します．これらのテクニックを部位や深さ，目的に応じて組み合わせて，注入を行います．

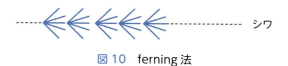

図 10　ferning 法

3 注入の深さ

フィラーを注入する深さによって異なる手ごたえがあります（図11）。

① **superficial dermis（真皮浅層）**：鈍針カニューレは使用できません。フィラー注入時にはかなり圧抵抗を感じます。針が皮膚から少し透けて見える深さです。

② **mid to deep dermis（真皮中層〜深層）**：フィラー注入時には少し圧抵抗を感じます。針は透けて見えません。

③ **subcutaneous layer（皮下組織・脂肪層）**：鈍針を使用しても，針を進めるのにほとんど抵抗を感じません。抵抗を感じる場合は，血管，神経，支持靱帯などに当たっている可能性があります。フィラー注入時の抵抗もかなり少ないです。

④ **supraperiosteal（骨膜上）**：筋肉と骨膜の間に針を進める際，少し抵抗を感じます。ゆっくり剥離しながら針を進めます。フィラー注入時の抵抗はかなり少ないです。

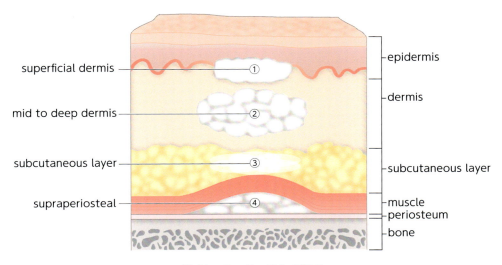

図11　フィラー注入の深さ

麻酔について

　前額部と口唇への注入のみブロック麻酔を施していますが，丁寧かつ適切な部位・層への注入を行えば，ほとんどの場合が局所麻酔クリームとアイシングで対処可能です。ブロック麻酔などによる完全な疼痛の除去は，患者さんにとって楽な反面，動脈塞栓などの異常を見逃すリスクがあります。局所麻酔クリームがなかったころは，リドカインテープ（ペンレス®テープ：マルホ社，日本）を使用していましたが，貼るタイプの局所麻酔剤は，広範囲の麻酔に適していないことや，少しでも皮膚に密着していない部分があると，そこに針を刺した時に痛みを伴うことから，フィラー注入の麻酔としては不向きです。最近は，フィラー製剤そのものにリドカインが添加されているものが多くなり，注入時の痛みがかなり軽減されます。

また，雑な手技，不適切な部位への注入は痛みを増大させる要因となります。

患者さんサイドの要素として，寝不足や疲労，性周期などによって痛みを感じやすくなります。また，痛みは心理的な要素も大きいため，こまめな声掛けなどによって，患者さんの恐怖心や不安を取り除くことも大切です。

1 局所麻酔クリーム

局所麻酔クリームは施術の30〜60分前に施術部位に塗布しますが，ロングカニューレ針などを使用する場合は，注入部位と刺入点が離れてしまうケースもあります。また，実際注入する時になって，急に予定外の部位に注入するケースもありますので，スタッフ任せにせず，局所麻酔クリーム塗布前にもう一度患者さんとお話をして，想定される範囲はすべてカバーできるように，塗布範囲を指示するようにしています。

塗布前に必ず局所麻酔剤のアレルギーの既往を確認し，痒みや膨疹などが現れた時はすぐに拭き取り，ステロイド軟膏を塗布します。広範囲に局所麻酔クリームを塗布した場合，まれに気分が悪くなったり，アレルギーによるアナフィラキシー・かぶれなどの異常が現れる場合がありますので，スタッフが患者さんを常に観察できるような場所で待機してもらいます。ラップなどで occlusive dressing technique (ODT) をすると，より吸収が高まります。塗布部位に発赤が見られる場合がありますが，通常は短時間（数時間〜翌日まで）で消失することがほとんどです。

当院で使用している局所麻酔クリーム
① エムラ®クリーム（佐藤製薬社，日本）：リドカイン・プロピトカイン配合クリーム
② Lido-K cream® (Kolmar Korea 社，韓国)：リドカイン 105.6 mg 含有（1 g 中）（問い合わせ先：PRSS.JAPAN 社，Tel：03-3667-7252）

2 アイスパック

局所麻酔クリームによって針の刺入時の痛みはかなり軽減しますが，より痛みを和らげるためにアイスパックによるアイシングが有効です。針の刺入前に5秒程度，皮膚をアイスパックで冷却します。痛みに強い患者さんの場合，局所麻酔クリームなしでアイスパックのみによる施術を希望される方も少なくありません。市販のアイスパックで使い勝手の良いものがないため，当院では自作のアイスパックを使用しています。

簡単なアイスパックの作り方
用意するものは，ジェル状の保冷剤パック，チャック付きポリ袋 A-4（ユニパック®：セイニチ社，日本），シーラー，の3つで，手順は以下の通りです（図12）。

中身が水だと硬くてすぐに溶けてしまい，水滴が垂れて使いにくいのですが，このアイスパックは溶けにくく，水滴も垂れず，皮膚が冷えすぎることもないため大変使いやすいです。また，好みの大きさのものが簡単に作れます。一度使用したものは，洗浄，アルコールで消毒し，何度でも繰り返し使用できます。

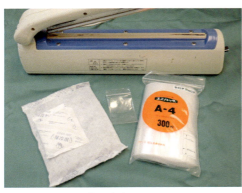
①用意するもの

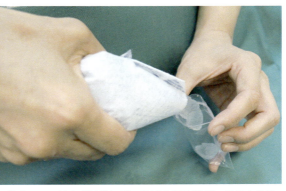
②チャック付きポリ袋にジェル状の保冷剤パックの中身のジェルを絞り出す

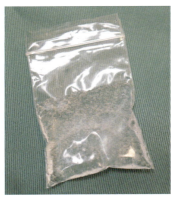
③チャック付きポリ袋の6割程度までジェルを入れ，空気が入らないようにチャックを閉める

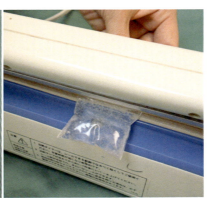
④シーラーで袋の上部を密封し，余分な部分をカットする

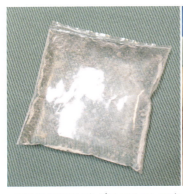

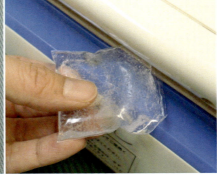
⑤このままでは角がチクチクして痛く，細かい部位にフィットしにくいため，角をさらにシーラーで密封して切り落とす

図12　簡単なアイスパックの作り方

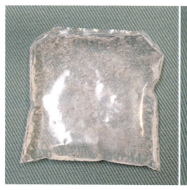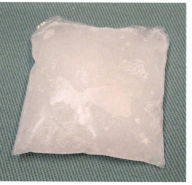

⑥冷凍庫で平らにして，凍らせ完成

図12

3 局所麻酔注射

太いカニューレや針を使用する場合は，刺入点にのみ極少量のキシロカイン局所浸潤麻酔注射を行います。

写真撮影について

写真撮影を嫌がる患者さんもいますが，トラブル回避のためにも術前・術後の写真は必ず撮っておくべきです。正面，斜め側面（左右）の3方向は必ず，さらに必要に応じてさまざまな角度・表情の写真が必要になる場合があります。

写真撮影によってトラブルを回避できた例としては，

①まったく効果を感じないというクレーム→写真で注入前・後を確認してもらい，納得していただいた

②フィラー注入後，針跡や内出血の跡がシミになったというクレーム→注入前からシミが存在していたことが写真で確認できた

③注入後に左右差が生じたというクレーム→元から左右差が存在していたことが写真で確認できた

この3パターンが最も多いですが，いずれも写真を撮影しておけばスムーズに解決できます。患者さんは治療後，普段以上に鏡で自分の顔をじっくり確認します。それによって，普段気が付いていかなかったシミや左右差などを発見し，「治療のせいでこうなった」と思い込む場合が少なくありません。患者さんとの無用なトラブル回避のためにも，必ず写真撮影はしておきましょう。

注入の禁忌

以下のケースは禁忌です。安全のため，事前に十分な問診が必要です。
①妊娠中，②施術部位の感染（ヘルペス，痤瘡など）・皮膚炎がある場合，③凝固異常がある場合（抗凝固剤の内服など），④免疫異常がある場合（免疫抑制剤内服など），⑤全身状態の悪い場合（体調不良，悪性腫瘍など），⑥フィラーの含有成分にアレルギーがある場合（架橋剤，キシロカインなど），⑦多発重症アレルギー体質の場合，⑧精神疾患がある場合，⑨実現不可能な結果を要求する場合，など

また，禁忌とまではいえませんが，慎重な施術を必要とするケースは以下の通りです。
①ケロイド体質，②アナフィラキシーショックの既往がある場合，③重度の糖尿病・膠原病がある場合，など

注入後のケア

特に内服薬や外用剤の処方は必要ありませんが，太いカニューレ（<27 G）を使用した場合は，刺入点に抗生剤軟膏（ゲンタシン®：MSD 社，米国）を塗布し，絆創膏を貼付して帰宅してもらいます。入浴時に絆創膏を剥がして，刺入点を洗浄するように指示しています。また，針の刺入点からの感染予防のため，注入後 24 時間は皮膚を清潔に保ち，汚れたパフなどを用いてのメイクは控えるよう指示しています（直後からメイクは可能です）。注入部位（額など）によっては，注入後数日間，1 日 1〜2 分のマッサージを指示する場合があります。

不測の事態（塞栓など）に備え，注入後 24 時間は患者さんと連絡が取れるようにしておく必要があります。

One Point アドバイス

術前・後の写真撮影時や施術時は，髪をきつく結えた状態（ポニーテールなど）にしないようにしましょう。髪を引っぱり上げる髪型にすると，それだけで顔の輪郭やたるみの状態が変わってしまいます。髪は，皮膚を引っ張らない程度に軽く結え，写真撮影や施術の邪魔にならないようにします。

文献

1) Kontis TC, Lacombe VG: Anesthesia techniques. Cosmetic Injection Techniques, pp96-99, Thieme, Medical Publishers, New York, 2013
2) 佐藤英明：麻酔の基礎知識．患者満足度ベストを目指す非手術・低侵襲美容外科，高柳進編，pp26-32，南江堂，東京，2016
3) 征矢野進一：美容外科注入療法．pp30-32，全日本病院出版会，東京，2014
4) Small R, Hoang D: A Practical Guide to Dermal Filler Procedures. pp5-27, Wolters Kluwer Health, Philadelphia, 2012

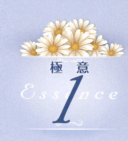

極意 1 顔面の老化プロセスを理解しよう

> **ここがポイント！**
> フィラー注入において自然で効果的な結果を得るためには，老化のプロセスを解剖学的に理解しておくことが何より重要です．フィラー注入における最大のポイントは，「老化のプロセスと逆方向の作用を及ぼすような施術を行う」ということです．

顔面の老化は同時多発テロ！

顔面の老化を一言で集約すると，「あらゆる層で生じるボリューム減少と下垂を主体とした複合的な変化の集積」といえます．同時多発的に，そして相互作用を及ぼしながら，顔面の加齢は進行していきます．特に理解しておくべき重要な要素は，①顔面骨格，②支持靭帯，③脂肪組織，④筋肉（表情筋），⑤皮膚，これらの変化です．

1 顔面骨格

顔面骨格は，すべての基礎となる土台でありフレームです．人種，性別，年齢によって個人差が大きく，加齢によって特定の部位に選択的骨吸収が生じます．選択的骨吸収の生じやすい部位は，眼窩，梨状口，側頭骨，下顎骨，上顎骨そして前額骨です（図1）．生まれつき顔面骨格が脆弱な人の場合，かなり早期から骨吸収が進行し，早い年齢から老けた顔貌になってしまいます．

フィラー注入において自然な外観を得るためには，この土台となる骨格の変化は決して無視できない重要な要素ですが，穴の開いている眼窩・梨状口以外の部位は，フィラーでその容量不足を補い，形状を回復することができます（図2）．骨吸収により変形した部位の骨膜上に，部位によってはさらに上層にも重ねてフィラーを注入します．骨格の補正には粘性・弾性が高く，形状の保持に優れた製剤が適しています．著者は主にRadiesse®（Merz社，ドイツ）を使用しています．

> **One Point アドバイス**
>
> touch the bone, feel the bone．フィラー注入において，土台となる顔面骨格の評価は欠かせません．骨格の変形の程度によって，フィラーをどの部位に，どの深さに，どの程度注入する必要があるのかを考える必要があります．患者さんの顔をしっかり触診して，「骨格」を自分の手で感じてください．また，触診することによって骨格のイメージがつかめるだけでなく，以前に注入されたフィラーの残存状況や，顎などにインプラントが入っていないかどうかなど，患者さんが隠している情報もキャッチできる場合があります．

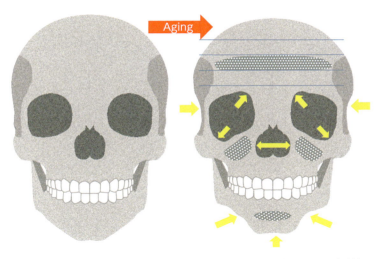

図1　加齢による顔面骨格の変化（選択的骨吸収の生じやすい部位）

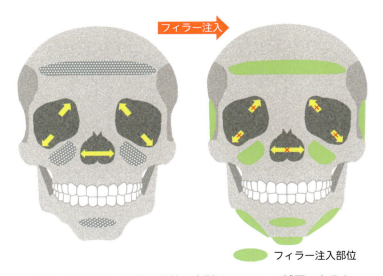

図2　骨吸収による顔面骨格の変形はフィラーで補正できる！

2 支持靱帯

　支持靱帯（retaining ligament）は，あたかも木のように線維性の靱帯が骨（あるいは深在筋膜）から真皮までを貫通し，軟部組織を顔面骨格に固定する役目をしています（図3）。人間の顔というのは，いわば皮膚・皮下組織・表情筋からなるお面を，支持靱帯というゴムで顔面骨格に吊り下げているようなものです。主要な支持靱帯の模式図を示します（図4）。この程度のイラストはスラスラ描けるようにしておきましょう。

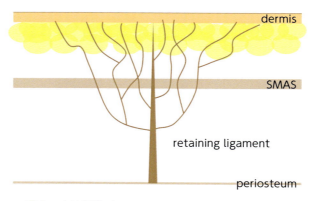

図3 支持靭帯（retaining ligament）のイメージ

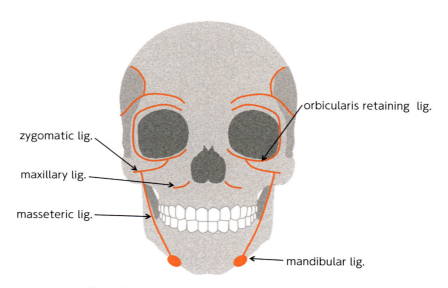

図4 主要な支持靭帯（retaining ligaments）

　お面のゴムが伸びてしまうように，支持靭帯も経年劣化し伸びてたるんできますが，均一にだらんと伸びるわけではありません．伸びやすい場所があって，表面に現れるシワやたるみに大きく関係してきます（図5）．

　また，靭帯と靭帯の間には，スペースと呼ばれる疎な結合織，あるいは脂肪組織が存在します．スペースは表情筋の下に存在して，表情筋が滑らかに伸縮できるようになっています（図6）．若い人では表面からスペースの境界がわかりませんが，加齢とともにスペースがたるんだ靭帯の上に乗っかるように，あるいは靭帯のたるみの範囲を超えて拡張・下垂してきます．そして，靭帯の部分に一致して溝（シワ）ができてきます．

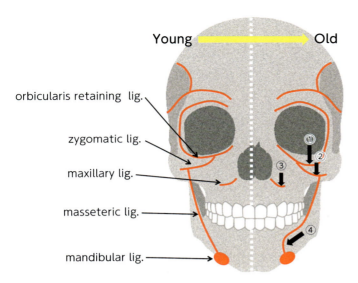

図5 支持靭帯（retaining ligaments）のたるみやすい部位

① orbicularis retaining lig.（以下，ORL）の外側。② zygomatic lig. の外側（ORL の方が zygomatic lig. より，よりたるみやすい性質があります）。③ maxillary lig. ④ Masseteric lig. は下の方がよりたるみやすく，内側下方にたるみます。

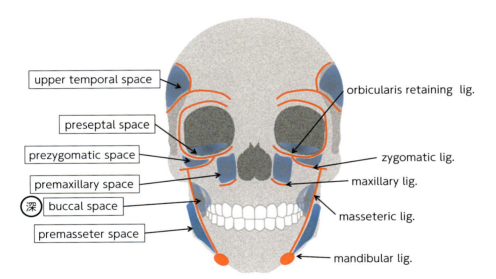

図6 顔面空間（space）と支持靭帯（retaining ligaments）

preseptal space：下眼瞼の眼窩内にあるスペース→baggy eye の原因となる。prezygomatic space：ORL と zygomatic lig. の間に位置する頬骨上のトライアングルスペース→下眼瞼のシワ・midcheek groove の原因となる。premaxillary space：上顎骨（上唇挙筋）の上に位置する長方形のスペース→ほうれい線の原因となる。premasseter space：咬筋の下半分に位置する，咬筋と広頸筋の間のひし形のスペース→マリオネットラインの形成，jawline の不整の原因となる。buccal space：深在筋よりも下（口交連より上の咬筋の前方内側）に位置する深部のスペース→マリオネットラインの形成の原因となる。

> **ミニ知識**
>
> ▶スペースが存在する理由
>
> 人間は他の動物と違って，豊かな表情をつくる生き物です．豊かな表情を表現するには，表情筋の細やかで繊細な動きを必要とします．スペースは表情筋の下に存在し，表情筋が基本的な機能を司る深層筋から独立して，自由自在に動けるようにするために必要な空間なのです．

3 脂肪組織

脂肪は，深層脂肪（表情筋の下）と浅層脂肪（表情筋の上）に分けられ，それぞれ個別のコンパートメントに区切られていて，境界上には支持靱帯が存在しています．ある特定の脂肪コンパートメントは，特定の名称で呼ばれることがあります（例：infraorbital fat＝メーラーマウンド）（図7）．

加齢とともに脂肪も委縮します．また，顔面骨格の形状変化や支持靱帯のたるみに伴って，脂肪コンパートメントも下垂したり，逸脱したりして，その位置や形状に変化が起こり，シワやたるみ，凸凹の原因となります．特に頰部の深層脂肪は頰部の輪郭形成において重要なので，位置と形状を覚えておきましょう（極意4「頰の形を自在にデザインする」参照）．

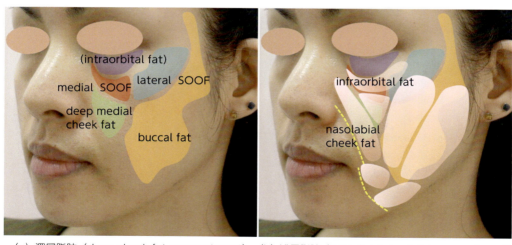

(a) 深層脂肪（deep cheek fat compartment）　(b) 浅層脂肪（superficial cheek fat compartment）

図7　頰部の深層脂肪と浅層脂肪

（注：脂肪コンパートメントについては，位置や形状について成書により記載にかなり違いがありますが，実際の解剖写真が多く使用されている成書に基づき記載しています）

4 筋肉（表情筋）

表情筋は浅層に存在し，表情筋が収縮することによって，その上層の皮下組織・皮膚と一塊になって一緒に動き，顔表面の細やかな表情をつくります．表情筋は，眼窩や口腔などの穴の開い

ているところを覆っているため，そして自由自在な動きをするために，骨に最低限しか付着していない，あるいは支持靭帯によって間接的に骨に付着しているといった骨格筋とは異なる特殊な性質があり，加齢とともにたるんできます。

> 📖 **ミニ知識**
>
> ▶**表情筋は加齢とともに痩せるのか？**
> 　表情筋は，筋トレなどをして鍛えなくても，毎日表情をつくるために常に動かしているため，骨格筋ほど加齢による委縮は起こらないといわれています。ただし，側頭筋，咬筋および口輪筋は加齢によって委縮するとの報告があります。

5 皮　膚

　自然老化に加え，光老化による日光弾性線維症により皮膚は弾力性を失い，薄く延びて，たるみ・シワが増加し，徐々に深くなっていきます。よく動く部位（眼瞼周囲，口周囲）ほど皮膚が薄く，老化による変化が現れやすくなります。

顔面の分割について

　顔面をさまざまな局面から評価する時，上・中・下顔面の水平方向に3分割して考えることが多いのですが，顔面の老化を理解する場合には，眼窩外側縁から垂直に下ろした線により，前面と側面に分割して考えると理解しやすくなります（図8）。

　表情筋は，そのほとんどが前面エリアに存在しています。顔前面部分は，眼窩や梨状口，口腔などの穴があるため，骨性の土台が存在しない領域があること，また表情筋は，骨に最低限しか固定されていないことから，加齢とともにたるみやすいという性質があります。

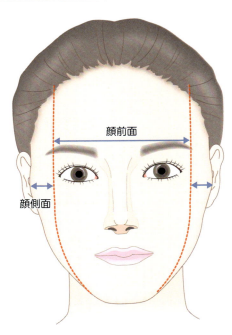

図8　顔面の分割

極意1　顔面の老化プロセスを理解しよう

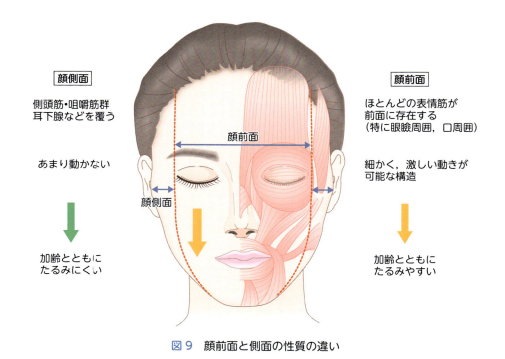

図9 顔前面と側面の性質の違い

　一方，顔の側面は相対的にあまり動かない構造になっていて，加齢によってたるみにくいという性質があります（図9）。この性質を利用して，顔側面はさまざまな治療のアンカーポイントとして利用されています。顔前面と側面の境界線上に前述の支持靱帯が配置しています。

顔を若返らせるためには・・・

　老化のプロセスが理解できれば，それを逆方向に巻き戻す作用をもたらすような施術を行えばよい，ということになります。しかし最初に述べたように，加齢による変化はあらゆる層，あらゆる部位で起こり，それがまた隣接する部位に相互作用を及ぼしてきます。また，一度委縮してしまった組織や伸びてしまった皮膚を元に戻すことはできません。なかなか複雑で難しい問題ですが，老化のプロセスを解剖学的に理解しておくことは，フィラー注入のみならず，アンチエイジング治療に携わる医師にとって大変重要なことです。

文　献

1) Mendelson B, Wong CH: Anatomy of the aging face. Plastic Surgery (3rd ed), edited by Warren RJ, et al, Vol.2, pp78-92, Elsevier Saunders, London, 2012
2) Minami RT, Lance SH, Wong GB: Special considerations in cosmetic surgery of the Asian facial skeleton. Aesthetic Plastic Surgery in Asians, edited by Pu LL, et al, Vol.II, pp657-666, CRC Press, Boca Raton, 2015
3) Mendelson B, Wong CH: Changes in the facial skeleton with aging: implications

and clinical applications in facial rejuvenation. Aesthetic Plast Surg 36: 753-760, 2012
4) Lemaire T: Infraorbital area: anatomy and dangers. Anatomy & Volumising Injections, edited by Garcia P, Master collection 2, pp66-75, E2e Medical Publishing, Paris, 2011
5) Mendelson B, Wong CH: Facial soft-tissue spaces and retaining ligaments of the midcheek: defining the premaxillary space. Plast Reconstr Surg 132: 49-56, 2013
6) Mendelson B, Freeman ME, Woffles W, et al: Surgical anatomy of the lower face: the premasseter space, the jowl, and the labiomandibular fold. Aesthetic Plast Surg 32: 185-195, 2008
7) Mendelson B: Facelift anatomy, SMAS retaining ligaments and facial spaces. Aesthetic Plastic Surgery, edited by Aston SJ, et al, pp53-72, Elsevier Saunders, London, 2009
8) Furnas DW: The retaining ligaments of the cheek. Plast Reconstr Surg 83:11-16, 1989
9) Wong CH, Mendelson B: Facial soft-tissue spaces and retaining ligaments of the midcheek. Plast Reconstr Surg 132: 49-56, 2015
10) Wong CH, Mendelson B: The tear trough ligament: the anatomical basis for the tear trough deformity. Plast Reconstr Surg 129: 1392-1402, 2012
11) Rohrich RJ, Pessa JE: The fat compartments of the face: anatomy and clinical implications for cosmetic surgery. Plast Reconstr Surg 119: 2219-2227, 2007
12) Pessa JE, Rohrich RJ: The cheek. Facial Topography: Clinical Anatomy of the Face, pp47-93, Quality Medical Publishing, St. Louis, 2012
13) Penna V, Stark GB, Eisenhardt SU, et al: The aginglip: a comparative histological analysis of age-related changes in the upper lip complex. Plast Reconst Surg 124: 624-628, 2009
14) Pessa JE, Zadoo VP, Yuan C, et al: Concertina effect and facial aging: nonlinear aspects of youthfulness and skeletal remodeling, and why, perhaps, infants have jowls. Plast Reconstr Surg 103: 635-644, 1999
15) 花田勝美：光老化のメカニズム．光老化皮膚，川田暁編，pp13-20，南山堂，東京，2005

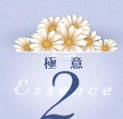

極意 2 フィラーを自在に使いこなそう

> **ここがポイント！**
> フィラー注入はシワを浅くするだけでなく，ボリュームの復元，リフトアップ，組織のサポート，パーツの形成，真皮のタイトニングと，守備範囲がとても広い治療法です。これらの作用を自在に使いこなすことができれば，フィラー注入だけで素晴らしい結果を得ることができます。

フィラー製剤の役割

　フィラーは，一昔前のように，単に皮膚の溝（シワ）に沿って注入してシワを浅くするだけでなく，解剖学的に適切な部位・層に適量を注入し，組織のボリュームを増加させることによって，間接的にリフトアップ効果，脆弱な組織の支持効果を得ることができます。また，顎・鼻などのパーツをより美しく再建することも可能です（図1）。解剖学的に，これらの間接的作用および相互作用を考慮しながら注入することが大切で，そこにフィラー注入の面白さ，醍醐味があるといえます。

　注入する部位や層，量によっては，逆に負の作用を生じてしまうこともあります。また，フィラーの種類や注入テクニックによって，皮膚のコラーゲン産生を促進することにより，スキンタイトニング効果も期待できます（極意10「フィラー注入で老化予防」参照）。

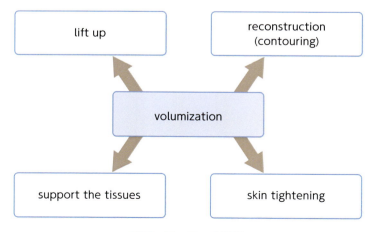

図1　フィラーの役割

フィラー注入の守備範囲

　顔面の老化や整容的な見た目を改善するために，さまざまな局面から多彩な治療が行われています（表）。フィラー注入は，ボリュームの復元，リフトアップ，シワ伸ばし，真皮のタイトニングと，多彩な局面からアプローチが可能な治療法であり，その守備範囲は意外に広いことがわかります。これらの作用をすべて使いこなせば，フィラー注入だけで相当良い結果を出すことができます（図2）。

表　みかけのアンチエイジング治療
各種アンチエイジング治療においてフィラー注入の守備範囲は広い。

余剰皮膚の切除	フェイスリフト，上下眼瞼形成術
ボリュームの復元（or 除去）	脂肪注入，インプラント，フィラー注入 など（脱脂術，脂肪溶解注射，脂肪吸引）
リフトアップ	各種タイトニング機器（近赤外線，RF，HIFUなど），スレッドリフト，ボツリヌストキシン注射，フィラー注入 など
シワ伸ばし	トレチノイン外用療法（浅いシワ），ボツリヌストキシン注射（表情ジワ），各種レーザー治療，フィラー注入 など
真皮のタイトニング	トレチノイン外用療法・各種タイトニング機器，各種レーザー治療，PRP療法，メソセラピー，フィラー注入 など

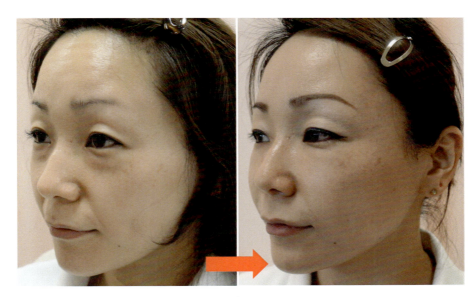

図2　フィラー注入だけでこんなに若返る！

フィラー製剤について

　多くの製剤が発売されていますが，フィラー製剤は吸収性と非吸収性に大別されます。吸収性のフィラーには，コラーゲン（牛由来，豚由来，ヒト由来），ヒアルロン酸（動物由来，バクテリア由来），ポリ乳酸，カルシウムハイドロキシアパタイト，ポリカプロラクトンなどがあります。コラーゲン（牛・豚由来）以外の製剤はアレルギー皮内テストが不要です。ヒアルロン酸は製剤の種類も豊富で，いざという時には中和剤（ヒアルロニダーゼ）が使えるので，現在最も広く使用されているフィラー製剤です。フィラー注入初心者の医師は，まずはヒアルロン酸から始めるのがよいでしょう。非吸収性のフィラー（シリコン，ポリアクリルアミドなど）は，結果が好ましくない場合に修正が難しくなりますし，注入後数年〜十数年経ってから，異物肉芽腫などの悲惨な合併症を生じることがあり，絶対に使用すべきではありません。

　フィラーは，製剤の信頼性や安全性，ブランド，価格，使い勝手，使用目的，製剤の特性，術者の好みなどを総合的に吟味して選択することになりますが，以下に，臨床試験データが豊富で，安心して使用できるフィラー製剤をいくつか挙げておきます（2017年2月現在）。

1 ヒアルロン酸

- **テオシアルシリーズ**（Teoxane社，スイス）：Teosyal® RHAシリーズ1〜4は低架橋の長鎖ヒアルロン酸構造により，高い粘弾性が保持されており大変使い勝手が良い製剤です（いずれも0.3％リドカイン含有）。
- **レスチレンシリーズ**（ガルデルマ社，日本）：レスチレン®リド，レスチレンパーレーン®リドが，中等度〜重度の顔面のシワ（ほうれい線など）の矯正および整容を使用目的として，2015年に厚労省より医療機器製造販売承認を取得しました（いずれも0.3％リドカイン含有）。
- **ジュビダームシリーズ**（アラガン・ジャパン社，日本）：ジュビダームビスタ®ウルトラ，ジュビダームビスタ®ウルトラ プラスが，顔面の中等度〜重度のシワや溝（鼻唇溝など）を修正するため，真皮中層部から深層部に注入して使用される目的にて2014年に厚労省より医療機器製造販売承認を取得しました。0.3％リドカイン含有のジュビダームビスタ®ウルトラXC，ジュビダームビスタ®ウルトラ プラスXCも発売されています。2016年9月，新たにジュビダームビスタ®ボリューマXCが製造販売承認を取得しました。
- **ベロテロシリーズ**（Merz社，ドイツ）：ヒアルロン酸濃度により，Belotero® Lidcaine Hydro，Soft，Balance，Intense，Volumeの5種類の製剤があります（リドカイン含有）。

2 カルシウムハイドロキシアパタイト

- **レディエッセ Radiesse®**（Merz社，ドイツ）：合成カルシウムハイドロキシアパタイトの球状マイクロ粒子（直径25〜45μm）30％と，キャリアジェル（カルボキシメチルセルロースなど）70％からなる吸収性のフィラーです（2006年FDA承認）。レディエッセはX線やCT画像に写ってしまうため，レディエッセを注入している患者さんが画像検査を受ける際には，必ず担当医師にその旨を伝える必要があります。2016年には，0.3％リドカイン含有のRadiesse®（+）が発売になりました。

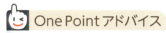 **One Point アドバイス**

▶「異なる種類のフィラーを同時に注入するのは大丈夫なのでしょうか？」

　よくある質問です．製造メーカー側としては，異なるフィラーとの同時注入は避けるようにと注意喚起している場合が多いですが，著者の長年の経験上，異なるフィラー製剤の同時使用は特に問題ないと考えています．異なる層への注入だけでなく，同じ層への注入も，特にトラブルを生じたことはありません．カルシウムハイドロキシアパタイト製剤（Radiesse®）とヒアルロン酸製剤との同時注入は，非常によく行う組み合わせです．ただし，すでに非吸収性のフィラーを注入されている場合は，後々異物肉芽腫などのトラブルが生じる可能性があり，同部位への再注入の際には注意が必要です．もともと残存している非吸収性フィラーにより，今後も異物肉芽腫などのトラブルが起こり得る可能性があること，それは新たに注入した吸収性フィラーによるものではないということを患者さんに認識しておいていただかないと，思わぬトラブルに巻き込まれてしまう危険性があります．

∞ 文　献 ∞

1) 岩城佳津美：フィラー注入による顔面の若返り治療．日美容外会報 38：81-91，2016
2) 小野真平，小川令，薮野雄大ほか：非吸収性フィラー注入後の異物肉芽腫治療に難渋している1例．形成外科 59：972-974，2015
3) Feeney JN, Fox JJ, Akhurst T: Radiological impact of the use of calcium hydroxylapatite dermal fillers. Clin Radiol 64: 897-902, 2009
4) RADIESSE®（＋）について．http://info.radiesse.com/radiesseplus/（最終閲覧 10/9/2016）

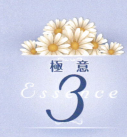

極意 3 患者教育も重要なテクニックのひとつ

> **ここがポイント！**
> 著者のクリニックは，「他院と比べて患者さん1人あたりのフィラー注入量が多い」と言われます。また，「先生のところにはどうしてそんなお金持ちの患者さんばかり来るの？」とよく聞かれるのですが，決してそんなことはありません。フィラー注入の技術と同じくらい重要なのが患者教育です。注入技術と同時に，カウンセリングテクニックも身に付けましょう。

▶ 関連項 ▶ 極意11「過矯正警報発令中！」

患者の希望注入部位と実際の注入部位

フィラー注入を希望して来院される患者さんの注入希望部位，第1位はほうれい線です。次いでマリオネットライン，下眼瞼のシワ・・・といったところでしょうか。どこのクリニックも同じではないかと思います。そんな時，先生方はどう対応されますか？「患者さんが希望するのだから，そこに入れてやればいいじゃないか」…。それも間違いではないでしょう。しかし…

当院でフィラー注入を希望して来院された患者さん100人の注入希望部位を示します（図1）（複数回答あり）。ほうれい線，マリオネットライン，下眼瞼のシワ，ゴルゴラインで全体の98％を占め，特定の部位に大きく偏りがあることがわかります。

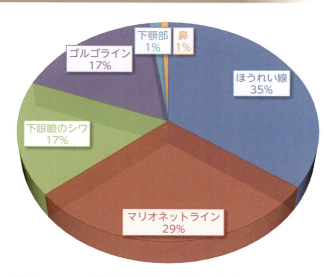

図1　フィラー注入を希望して来院した患者の希望注入部位
人数＝100人（複数回答あり）

ところが，カウンセリングの結果，実際の注入部位は多岐に及び，顔面のあらゆる部位に注入を行ったことがわかります（図2）。

患者さんは，特定の一部位のみを気にして，そこが改善することで良い結果が得られると思い込んでいます。鏡で（時には拡大鏡で！）自分の顔をじっくり観察し，そして思うのです。「このくっきりしたほうれい線が私を老けて見せる諸悪の根源だ！」と。

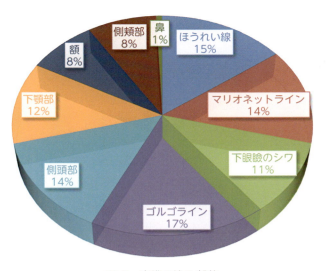

図2 実際の注入部位
人数＝100人（注入部位は重複あり）

「他人の顔を見る時，どこから見ますか？」

　患者さんは「このほうれい線を消せばもっと若返る！　もっとキレイになる！」，そう信じて来院されます。しかし，実際にはほうれい線だけを浅くしても，見た目の印象はさほど変化しない場合が少なくありません。フィラー注入でバランスの良い仕上がりを得るためには，解剖学的な専門知識が必要であり，それを初めから理解している患者さんはほぼ皆無です。カウンセリングに十分な時間をかけ，どこに注入すればより良い結果が得られるのか，丁寧に説明することが大切です。

　「あなたは他人の顔を見る時，まずどこから見ますか？　最初にほうれい線やマリオネットラインの深さをチェックしますか？」
　私が最初に患者さんにする質問です。すると，答えは全員「いいえ」です。そう，人は他人の顔を見る時には，まず全体のイメージでとらえます。スタッフに以下のような質問をしてみました。
　「今日来た○○の患者さん，どんな顔の人だった？」すると，
　「え〜っと，顔がこけてて，目が細くて，ちょっと老けた感じの人ですね」「顔が丸くて，目がくりっとしてて，可愛らしい感じの人ですね」とか「ああ，あの綺麗で若く見える方ですね」というような回答が返ってきました。誰1人として，「あのほうれい線の深い人ですね」「眼のシワがくっきりの人ですね」とは言いません。

　キーワードを拾ってみましょう。まず，「目が細い」「目がくりっとしている」ですが，やはり目は顔のパーツの中で，個人を特徴づける大きな印象ポイントであることは間違いありません。

鼻や口は，良くも悪くも標準から大きく逸脱しない限り，キーワードとして挙がってくることは少ないようです。

次に「顔がこけている」「老けた感じ」「顔が丸い」「若く見える」・・・これらのキーワードはすべて「輪郭」から受ける印象です。「輪郭」がいかに個人を特徴づける要因として重要かがわかりますね。そして，すべてを統括して「可愛らしい」「綺麗」という表現につながります。つまり，輪郭とパーツのバランスが整っているということです。「若々しく綺麗に見える」ということは，「輪郭が整っており，パーツが美しく，すべてのバランスが良い」ということなのです。ほうれい線を浅くするということは，その過程のほんの一部にすぎません。

パーツについては，フィラーで目を二重にすることは不可能ですが，鼻筋を通したり，魅力的な唇をつくったり，顎の形を整えたりすることは可能です。

解剖学的理由をわかりやすく

患者さんの希望のままに注入を行うのは，プロフェッショナルとはいえません。大切なのは，解剖学的理由をわかりやすく説明することです。そこを省いて単に注入必要箇所だけを列挙すると，「色々なところに注入を勧める金儲け主義の医者」と誤解されかねません。私はカウンセリングに頭蓋骨のモデルを用いて，できるだけわかりやすく加齢による解剖学的変化について説明するようにしています（図3）。「なぜここに注入が必要なのか？」ということを理解してもらうことが大切です。

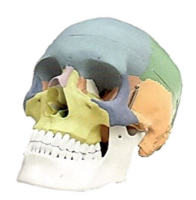

図3　頭蓋骨モデル
通販サイトで1万円以下で購入できる。

最初のカウンセリングでは，是非注入した方が良い部位，できれば注入した方が良い部位について一通り説明しますが，初めての患者さんやフィラー初心者の患者さんには，初回の注入は1〜3ml程度に留めるようにしています。患者さんとの信頼関係を築きつつ，必要に応じて，徐々に注入量や注入部位を増やしていくのがよいかと思います。

フィラーの注入テクニックもさることながら，患者教育もそれ以上に重要なテクニックのひとつであると考えています。

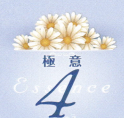

極意 4 頬の形を自在にデザインする

> **ここがポイント！**
> ふっくら丸い頬は，美しく若々しい外観の象徴ともいえます．頬のボリュームが減少すると顔に影ができ，老けて疲れた顔貌に見えてしまいます．また，頬の形によって顔の印象がかなり変わります．深層脂肪の位置を理解することによって，フィラーで頬の形を自在にデザインすることができます．

▶▶ 関連項 ▶ 極意 12「ゴルゴライン治療の落とし穴」，部位別注入テクニック 2「中顔面（ゴルゴライン）への注入」

頬部の深層脂肪

　頬の丸いふくらみを形づくっているのは主に深層脂肪〔SOOF（sub orbicularis oculi fat）と deep medial cheek fat〕です．深層脂肪は浅層脂肪に比べてボリュームに富み，それぞれが被膜に包まれていて，顔の表面の形状に大きな影響を及ぼします．これらの深層脂肪は表情筋の下に存在して，表情筋の動きを滑らかにするクッションの役割をしています．表情筋の上には浅層脂肪があり，深層脂肪→表情筋→浅層脂肪のサンドイッチ構造になっています（図1）．頬部の深層脂肪の位置を理解しておくことは，フィラー注入において大変重要です．顔の表面からイメージできるようにしておきましょう．

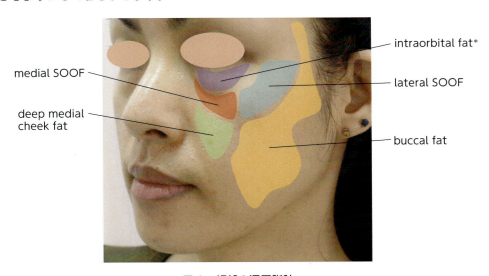

図1　頬部の深層脂肪
＊intraorbital fat：眼窩内の脂肪

SOOFは眼窩下縁のすぐ下に存在し，主に頬骨弓〜一部上顎骨を覆っており，内側と外側の二葉に分かれています。内側のmedial SOOFは，外側のlateral SOOFに比べてサイズが小さいのが特徴です。buccal fatは，主に下顎部のふくらみに関与しています。

頬部の浅層脂肪

浅層脂肪は，表情筋の上にあります。深層脂肪ほどではありませんが，浅層脂肪も頬の形に影響を及ぼします。浅層脂肪はおのおの独立しているものの，境界がはっきりせず，一部が重なっていることもあります。また，厚さも異なります。すべての名称を覚える必要はありませんが，おおよその位置と，特に重要なコンパートメントは覚えておきましょう（図2）。

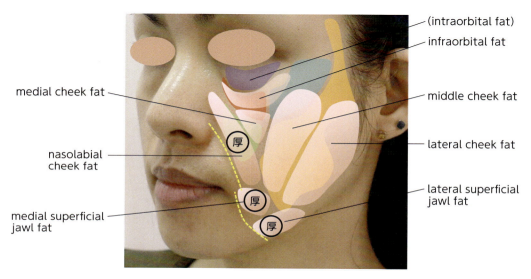

図2 頬部の浅層脂肪
infraorbital fatはmalar moundとも呼ばれ，下眼瞼と頬部の境界に位置しています。
nasolabial cheek fatは，頬部と上口唇との境界です。

頬の形をデザインする

欧米人の美人女優，アンジェリーナ・ジョリーのような頬の形にしたい場合は，lateral SOOFにボリュームを出すようにします（図3）。外国人（欧米人）は，頬骨弓が強調された輪郭を好むことが多いようです。欧米の医師は，ほとんどがlateral SOOFにボリュームを出す注入法を行っています。一方，日本人（アジア人）は，前方が丸くふっくらした頬の形を好みます。したがって，注入部位は主にmedial SOOF（一部deep medial cheek fat）になります（図4）。タレントの柴崎コウさんのように，西洋と東洋の中間的な美人タイプの場合は，lateral SOOF，medial SOOF，deep medial cheek fatにそれぞれバランス良く注入します（図5）。

頬の形は，これら深層脂肪の位置がイメージできれば，比較的自由自在に形をデザイン・コントロールすることができます。

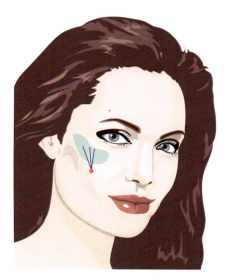

図3　欧米人タイプ
主に lateral SOOF へ注入。

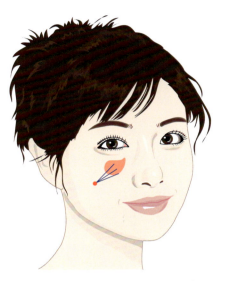

図4　日本人（アジア人）タイプ
主に medial SOOF へ注入。

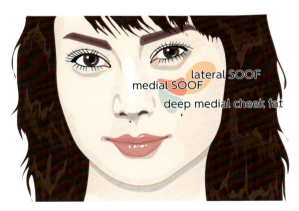

図5　中間タイプ
それぞれのコンパートメントにバランス良く注入。

ミニ知識

　日本人と欧米人における頬の形の好みの違いは，リカちゃん人形とバービー人形によく現れています。リカちゃんの頬は，前に丸くふっくら可愛らしい感じです。一方バービーは，頬骨弓が張ったシャープな頬の形をしています。人形だけでなく，アニメのヒロインキャラクターにも日米でこのような違いが見られます（図6）。

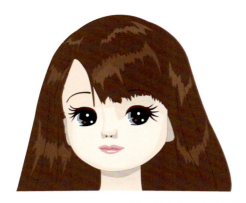
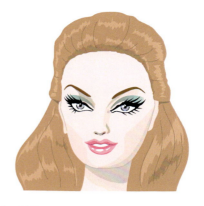

図6　リカちゃん人形とバービー人形

注入手技

主要なリスク血管，支持靭帯との位置関係はこのようになっています（図7）。

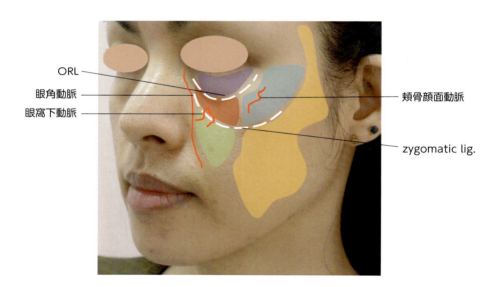

図7　リスク血管・支持靭帯との位置関係

　このエリアのリスクは，眼窩下動脈，頬骨顔面動脈，眼角動脈です。注入には鈍針カニューレ（25〜27 G）を使用し，刺入点は midcheek groove（ゴルゴライン）延長線上の安全エリアに取ります。基本的に，骨膜上深部脂肪内にフィラーを注入します。支持靭帯と各コンパートメントの位置関係も重要です。フィラーでSOOFのボリュームを増加させることにより，同時にORLとzygomatic lig.のサポート効果を得ることができます。フィラー製剤は，形状の保持に優れた粘弾性の高いものを使用しましょう。

症例

【症例】38 歳，女性
　主に medial SOOF 領域のボリュームが不足しているため，medial SOOF を中心に Radiesse® (Merz 社，ドイツ) 0.7 ml を注入しました〔ほかに，tear trough と鼻唇溝（ほうれい線）にもヒアルロン酸を注入しています〕(図 8)。

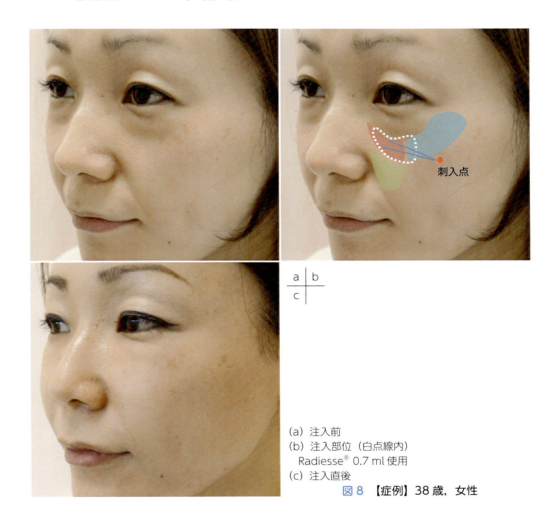

(a) 注入前
(b) 注入部位（白点線内）
　Radiesse® 0.7 ml 使用
(c) 注入直後

図 8　【症例】38 歳，女性

極意 4　頬の形を自在にデザインする

動画をCheck！

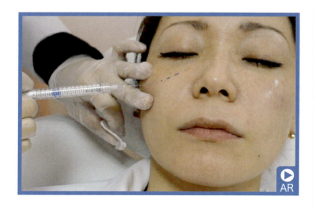

● 25Gの鋭針で皮膚に刺入点の穴を開け，27G鈍針カニューレを骨膜上SOOF内に挿入します。針先に異常な抵抗がないことを確認し，吸引テストを行ってからretrograde・bolus法（極意0「はじめに」参照）で，ゆっくりフィラーを注入します。できるだけ坐位，もしくは坐位に近い状態で，注入前にデザインした頬の形に近づくように，針の方向・深さを微調整しながら注入していきます。慣れるまでは，注入予定量より少なめの量を注入し，いったん坐位にて仕上がり具合を確認してから，さらに追加していくとよいでしょう。

∞ 文　献 ∞

1) Pessa JE, Rohrich RJ: The cheek. Facial Topography: Clinical Anatomy of the Face, pp47-93, Quality Medical Publishing, St. Louis, 2012
2) Yousuf S, Tubbs RS, Wartmann CT, et al: A review of the gross anatomy, functions, pathology, and clinical uses of the buccal fat pad. Surg Radiol Anat 32: 427-436, 2010
3) Mendelson BC, Muzaffar AR, Adams WP Jr: Surgical anatomy of the midcheek and malar mounds. Plast Reconstr Surg 110: 885-896, 2002

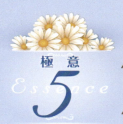

極意 5 側頭部（こめかみ）と顎は小顔のキーポイント

> **ここがポイント！**
> 側頭部（こめかみ）と顎へのフィラー注入は，若返り効果が得られるだけでなく，顔を小さく見せる小顔のキーポイントです。

関連項 極意6「瓢箪型フェイスを逆卵型フェイスに」，部位別注入テクニック4「側頭部（こめかみ）への注入」，部位別注入テクニック7「下顎部（顔面下1/3）への注入」

側頭部と顎の加齢による変化

　側頭部は，側頭筋の委縮，脂肪の減少によって側頭窩が凹み，眼窩縁の外側と頬骨弓の前面がくっきり浮き出てきます。そのため，輪郭が不整になり，ゴツゴツした印象の顔になってしまいます。下顎部は，骨吸収による下顎骨の委縮とそれに伴うオトガイ筋の過緊張により平坦化し，特徴的な形状変化が起こります（図1）。

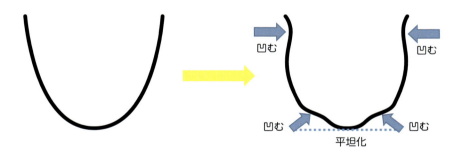

図1　加齢に伴う輪郭の変化

側頭部への注入による小顔効果

　実際の症例を見ながら説明します。
　注入前は額のゴツゴツ感，こめかみの凹み，顎の平坦化，オトガイ筋の過緊張が見られます（図2）。フィラー注入の2週間前に，オトガイ筋にボツリヌストキシン（8U）を注射しました。ボツリヌストキシン注射は同日に施術するよりも，フィラー注入の1〜2週間前に打っておく方が，よりフィラーでの輪郭形成がやりやすくなります。

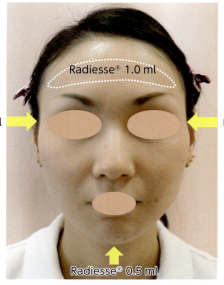

(a) 注入部位と量

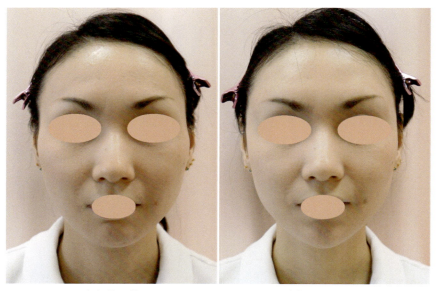

(b) 注入前　　　　　　　　　(c) 注入後7日

図2 【症例】28歳，女性
Radiesse®：Merz社，ドイツ

　注入後は，図1に示した変化とは逆方向に，輪郭が好転しています。

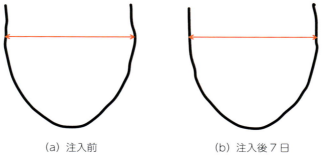

(a) 注入前　　　　　(b) 注入後7日

図3　輪郭をトレースしてみると…

　注入前後の輪郭だけをトレースしてみると，顔の最大幅（頬骨弓のところ＝赤矢印）は前後で変化していないのに，注入前の方が，顔幅がより広く見えます（図3）。「こめかみにフィラーを入れると余計に顔が大きくみえてしまうのでは？」と心配される患者さんが多いのですが，側頭部をふっくらさせると，輪郭が整って若返るだけでなく，このような錯覚による小顔効果が得られます。逆にいえば，加齢でこめかみが凹んで瓢箪のような輪郭になってしまうと，顔が大きく見えてしまうということです（部位別注入テクニック4「側頭部（こめかみ）への注入」参照）。

顎への注入による小顔効果

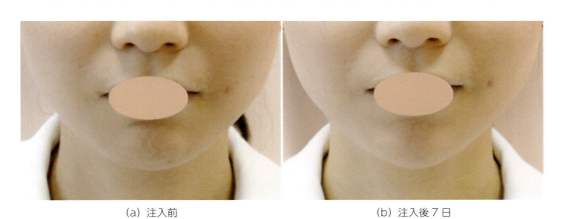

(a) 注入前　　　　　　　　　　　　　　(b) 注入後7日

図4　【症例】28歳，女性（図2と同症例）

　顎の平坦化も，顔幅が大きく見えてしまう要因となります。顎をシャープに整えることによって，小顔に見えるようになります。

文　献

1) Pessa JE, Rohrich RJ: The temporal fossa. Facial Topography: Clinical Anatomy of the Face, pp177-218, Quality Medical Publishing, St. Louis, 2012

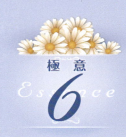

極意 6 瓢箪型フェイスを逆卵型フェイスに

ここがポイント！

こめかみと側頬部の加齢によるボリュームロスにより輪郭が波打ち，瓢箪型に変形してきます。ポイントは輪郭を瓢箪型→逆卵型に整えることです。

gourd-shaped face ➡ egg-shaped face

▶▶▶ 関連項 ▶ 極意5「側頭部（こめかみ）と顎は小顔のキーポイント」，部位別注入テクニック4「側頭部（こめかみ）への注入」，部位別注入テクニック6「側頬部への注入」

年齢とともに顔のカタチが変化する

極意1「顔面の老化プロセスを理解しよう」で述べた解剖学的理由から，加齢とともに顔のカタチ，すなわち「輪郭」が変化していきます．皮膚や軟部組織の下垂によって重心が下がることにより，輪郭のおおまかな印象が，逆三角形 or ハート型（海外の文献ではこのような表現となっていますが，日本人の場合は逆卵型の方がしっくりくるように思います）から，三角形 or 四角形に変形していきます（図1）．したがって若返りのポイントは，輪郭を逆三角形 or ハート型 or 逆卵型に近づけるということになります（図2）．

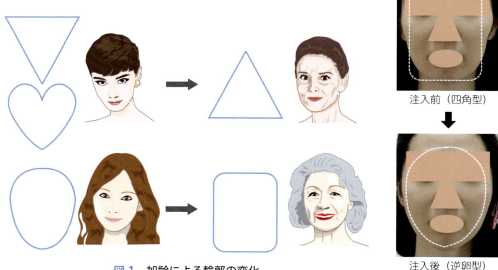

図1　加齢による輪郭の変化

図2　治療例
注入前（四角型）
注入後（逆卵型）

瓢箪変形の補正例

　特に，頬骨弓が張り出しているタイプの顔の場合，側頭部（こめかみ）や頬部側面エリアのボリュームロスが生じてくると，比較的早い年齢から瓢箪のような輪郭変形を来たします（図3, 4）。

【症例】38歳，女性

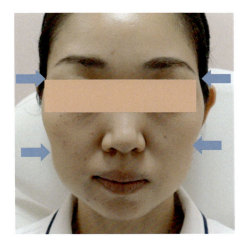
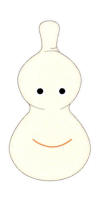

図3　側頭部・頬部側面エリアのボリュームロスによる瓢箪変形

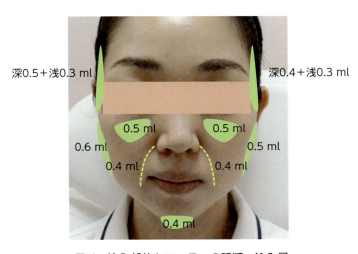

図4　注入部位とフィラーの種類・注入量
　　　● : Radiesse®（Merz 社，ドイツ），--- : ヒアルロン酸〔Teosyal® RHA 2（Teoxane 社，スイス）〕
　　　Radiesse® : 4.0 ml＋RHA 2 : 0.8 ml＝4.8 ml

　側頭部（こめかみ）および側頬部の注入手技については，部位別注入テクニック4「側頭部（こめかみ）への注入」および6「側頬部への注入」参照。

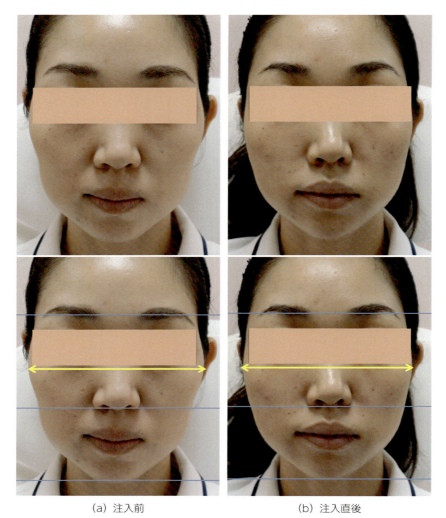

(a) 注入前　　　　　　　　　　　　(b) 注入直後

図5　注入前・後の比較①

　瓢箪型に波打っていた輪郭が，滑らかな逆卵型フェイスになりました（図5）。顔の最大幅（黄色線）は注入前後で変わっていませんが，注入後の方が小顔に見えます。

中顔面や側頭部（こめかみ）にフィラーを入れることによって，支持靭帯をリフトアップすることができます（極意2「フィラーを自在に使いこなそう」参照）。さらに，顎の形をシャープに整えることによって（極意5「側頭部（こめかみ）と顎は小顔のキーポイント」参照），下向きベクトルの「情けない」顔つきが，上向きベクトルのきりっとした若々しい顔に変化しています（図6）。これは，フィラーによるリフトアップ効果で重心が上に移動したためです。

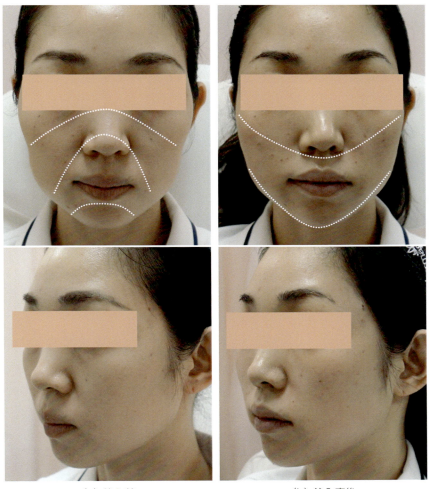

(a) 注入前　　　　　　　　(b) 注入直後

図6　注入前・後の比較②

極意6　瓢箪型フェイスを逆卵型フェイスに

長期経過

フィラー 4.8 ml を注入して，効果はどの程度維持できるのか気になるところです。

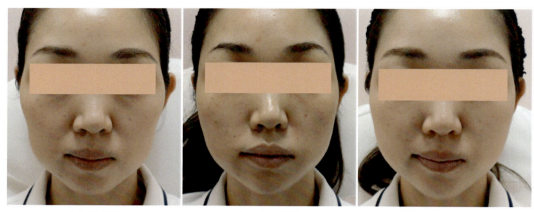

(a) 注入前　　　　　　　(b) 注入直後　　　　　　(c) 注入後 6 カ月

図 7　長期経過

　注入から 6 カ月後，少し戻りが見られますが，50〜70%の効果維持はできているように思います（図 7）。3〜6 カ月後あたりに追加注入を行っていくと，さらに効果が長期維持できるようになります。

注入手技

部位別注入テクニック 4「側頭部（こめかみ）への注入」および 6「側頬部への注入」参照。

 One Point アドバイス

　「こめかみや頬にフィラーをいれましょう！」とご提案すると，ほぼ全員の患者さんが「え？顔が大きく見えるようになるのでは？」と心配されます。ですが，それはまったく逆で，輪郭を滑らかな逆卵型に整えることによって，小顔に見えるようになります。顔の最大幅は変わらないこと，輪郭が波打っていると錯覚により顔が大きく見えてしまうことを説明しましょう。

文　献

1) Small R, Hoang D: Dermal Filler Procedures. pp5-27, Wolters Kluwer Health, Philadelphia, 2012

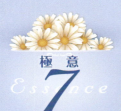

極意 7 フィラーで額の表情ジワをのばそう

> **ここがポイント！**
> 前頭筋下にフィラーを注入することにより，額の表情ジワが和らぐ＆額の形状も若々しく改善。まさに一石二鳥の前頭筋下フィラー注入！

▶ 関連項 ▶ 部位別注入テクニック 5「前額部への注入」

フィラーによるボツリヌストキシン様効果

　前額部の表情ジワに対しては，ボツリヌストキシン注射が一般的ですが，瞼が重くなる，表情が不自然になる，糊が張り付いたような違和感を感じる・・・といった不満が少なからずあります。また，眼瞼下垂のある患者さんには，ボツリヌストキシン注射は適応外となります。

　ボツリヌストキシン注射の代替え治療として，前頭筋下にフィラーを注入することにより，前頭筋が引き伸ばされて収縮しにくくなり，額の表情ジワを自然に和らげることができます。ボツリヌストキシン注射ほど完全にシワが伸びるわけではありませんが，少しシワが寄る方が見た目も自然で，眼瞼下垂のある患者さんにも施術できます。同時に額の輪郭も美しくなり，高齢者の場合，加齢により下垂した眉毛の位置も回復します（図1）。ただし，前頭筋の収縮度合いが強い場合，また安静時にもシワが深く入ってしまっている場合は効果が不十分なので，軽度〜中等度の表情ジワが対象となります。

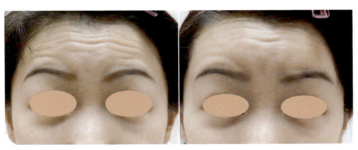

(a) 注入前（眉毛挙上時）　　(b) 注入後3週（眉毛挙上時）

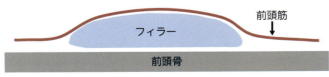

(c) フィラーの注入部位

図1 フィラーで額の表情ジワが和らぐ（ボツリヌストキシン様効果）

症 例

【症例】42 歳，女性

前頭筋下に Radiesse®（Merz 社，ドイツ）を 3.0 ml 注入しました。注入後は，注入前に比べ眉毛挙上時のシワが寄りにくくなっています（図 1）。また，安静時の額の形状も美しくなりました（図 2）。眉間（皺眉筋および鼻根筋）にボツリヌストキシン注射を追加すると，筋の緊張が取れ，さらに滑らかな額になります（本来はフィラー注入 2 週間前にボツリヌストキシンを注射しておく方が望ましい）（図 3）。

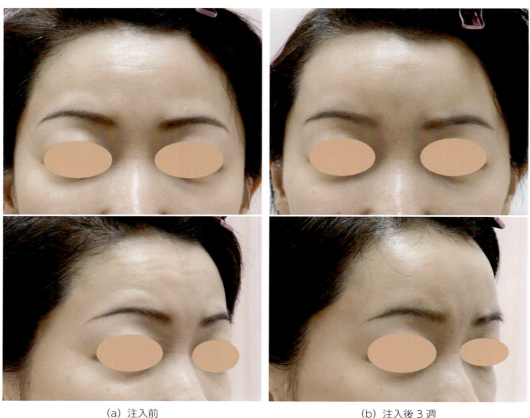

(a) 注入前　　　　　　　　　　　　　　(b) 注入後 3 週

図 2　【症例】42 歳，女性

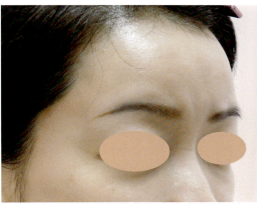 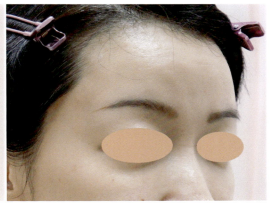

(a) 眉間ボツリヌストキシン追加注射前　　　　（b) 眉間ボツリヌストキシン追加注射後 3 週

図 3 【症例】42 歳，女性

注入手技

部位別注入テクニック 5「前額部への注入」参照。

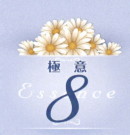

極意 8 高齢者は下顎部（顔面下 1/3）が若返りのキーポイント

> **ここがポイント！**
> 高齢者においては，特に下顎部の萎縮変形により輪郭のバランスが悪くなります。顔面の下 1/3 領域のボリュームと形状の回復が，バランスの良い若返りのキーポイントとなります。

▶ **関連項** ▶ 部位別注入テクニック 7「下顎部（顔面下 1/3）への注入」

下顎部（顔面下 1/3）の加齢による変化

　高齢になると，あらゆる部位のボリュームロスとたるみの程度が強くなりますが，特に骨吸収の起こりやすい中顔面領域および下顎部（顔面下 1/3）の変化が著しくなります。下顎部においては，下顎骨の骨吸収変形による顎の縮小・平坦化（図 1），広頸筋の弛緩（masseteric lig. の弛緩）に伴う premasseter space の拡大と buccal fat の前方下方への脱出，および皮膚の弾力性の低下など，あらゆるレベルにおける加齢性変化が複合的に合わさってたるみが進行し，labiomandibular fold（マリオネットライン）が目立つようになります。

　一方，platysma-aulicular fascia（PAF）と mandibular lig. 部においては皮膚が強固に骨格に固定されているため，そこに dimple が生じ，靭帯で固定された間の軟部組織が下垂して jaw-line が独特の波打ち方（W 型）をするようになります（図 2）。

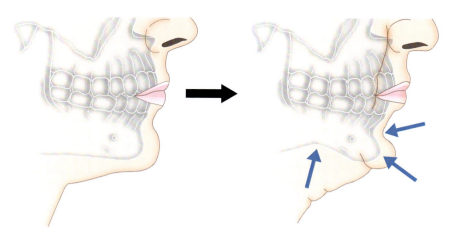

図 1　下顎骨の加齢による変化

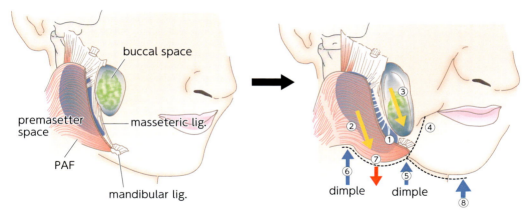

図2　下顎部の加齢による変化

①masseteric lig.は下の方が，よりたるみやすい性質があり内側下方に弛みます（広頸筋の弛緩）。②それによりpremasetter spaceが内側下方に拡大し（premasetter spaceの下方は脆弱で伸びやすい），③その内側に位置するbuccal fatも前方・下方に逸脱してきます。④：①～③によりマリオネットラインが形成され，徐々に深くなります。⑤⑥部は，皮膚が靱帯により骨格に強固に固定されているため弛みにくく，その間の部分⑦が下垂します。⑧顎の先端部は骨吸収により平坦化します。⑤～⑧によりW型のjawlineが形成されます。

下顎部（顔面下1/3）のフィラーによる補正

フィラーによる下顎部形成のポイントは，①靱帯で固定された間の下垂部分（図2-⑦）にフィラーを注入しないこと，②骨吸収により失われたボリュームと形状を回復し，美しい顎を形成すること，③マリオネットラインを目立たなくすること，④W型のjawlineを滑らかにすること，です。

症　例

【症例①】77歳，女性

加齢に伴って下顎骨が萎縮するとともに，jawlineがW型に波打ち，顔全体のバランスが悪くなっています（図3）。下顎部（顔面下1/3）のボリュームと形状の回復が，バランスの良い仕上がりの決め手となります。逆に中顔面は，若年者ほどボリュームを出す必要はありません。加齢とともに皮膚も弾力性を失い弛んでくるため，皮膚がピンと張るほどボリュームを回復してしまうと，過矯正

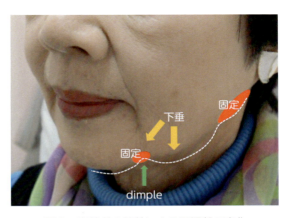

図3　高齢者の加齢による下顎部の変化

となってしまい不自然な顔貌になります。

　ほうれい線も同様に，浅くしすぎると不自然になります．下顎部をしっかり補正することによって若返って見えるだけでなく，見た目の弛みが改善し，リフトアップ効果も得られます（図4，5）．

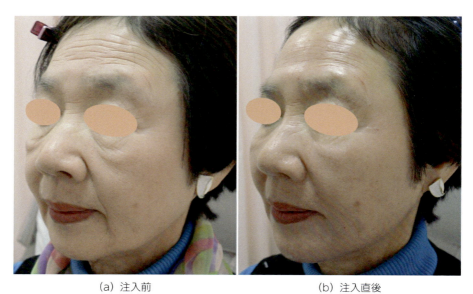

(a) 注入前　　　　　　　　　　　　(b) 注入直後

図4　【症例①】77歳，女性

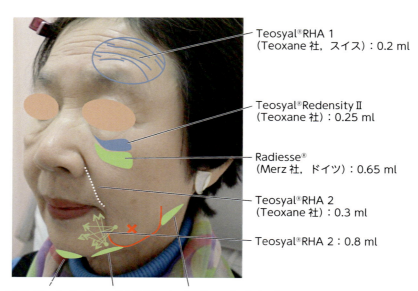

図5　注入部位と注入量およびフィラーの種類（半顔の量）
×（赤線）：注入してはならない部位

【症例②】78 歳，女性

下顎部領域に Radiesse®（Merz 社，ドイツ）を 2.0 ml 注入しました。マリオネットライン を浅くし jawline を整えると，フェイスリフトアップ効果が得られます（図6）。

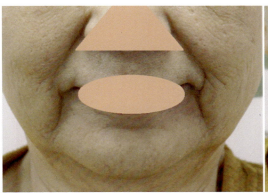
(a) 注入前

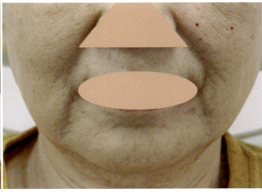
(b) 注入直後

図6 【症例②】78 歳，女性

注入手技

部位別注入テクニック7「下顎部（顔面下 1/3）への注入」参照。

文 献

1) 岩城佳津美：フィラー注入による顔面の若返り治療．日美容外会報 38：81-91, 2016
2) Mendelson B, Wong CH: Changes in the facial skeleton with aging: implications and clinical applications in facial rejuvenation. Aesthetic Plast Surg 36: 753-760, 2012
3) Mendelson B, Freeman ME, Wu W, et al: Surgical anatomy of the lower face: the premasseter space, the jawl, and the labiomandibular fold. Aesthetic Plast Surg 32: 185-195, 2008
4) Buckingham ED, Glasgold R, Kontis T, et al: Volume rejuvenation of the lower third, perioral, and jawline. Facial Plast Surg 31: 70-79, 2015

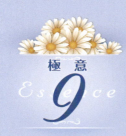

近年のトレンド
―少量ポイント注入でリフトアップ―

ここがポイント！

支持靭帯を支えるリフティングポイントにフィラーを少量注入し，自然なリフティング効果を得る TrueLift メソッドや MD Codes™ は，比較的ボリュームが保たれていて下垂があまり進行していない症例が良い適応となります。マイルドで自然な変化を好む患者さんや，フィラー初心者の患者さんにもおすすめの注入法です。また，手技がマニュアル化されているため，フィラー注入初心者の医師にも簡便で再現性が高く，トラブルが少ない注入法です。ただし，解剖学的に正しい部位に注入しないと効果が得られません。また，皮下組織の厚い患者さんには効果が乏しい場合があります。

I. 少量ポイント注入によるリフティング

　近年，顔面の解剖学的構造（特に真性支持靭帯）を考慮して，リフティングポイントに少量ずつフィラーを注入し，組織をサポートすることにより自然なリフトアップ効果を得る方法がトレンドとなりつつあります。真性支持靭帯は，骨から真皮までを貫く靭帯で，加齢によって伸びて垂れ下がってきます（図1）（極意1「顔面の老化プロセスを理解しよう」の支持靭帯の項参照）。支持靭帯のたるみに伴って脂肪や軟部組織も下垂し，シワやたるみの原因となります（図2）。
　現在，主として2つのポイントリフト手技が提唱されています。

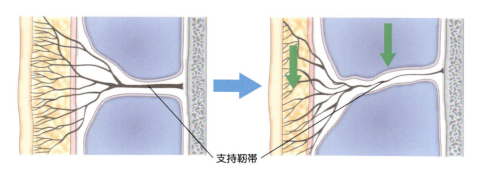

図1　真性靭帯の加齢による変化
支持靭帯がたるむことによって，脂肪や軟部組織も下垂する。

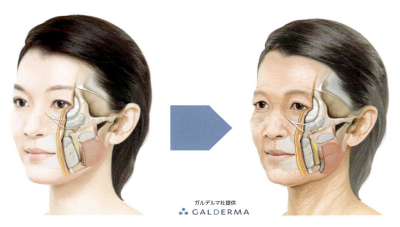

図2　老化が靭帯にもたらす影響
顔面の支持靭帯は，年齢とともに弾性が失われて垂れ下がり，脂肪の再分布と下垂を引き起こす。

II. ガルデルマ社が提唱する「TrueLift」メソッド

1 「TrueLift」メソッドとは？

「TrueLift」は，レスチレン パーレン® リド（ガルデルマ社，日本）を，真性支持靭帯のリフティングポイントに注入することにより，少量のヒアルロン酸で顔全体の症状を改善するメソッドです（図3）。レスチレン パーレン® リドは粒子サイズが大きく，リフティング効果の高いヒアルロン酸製剤です。

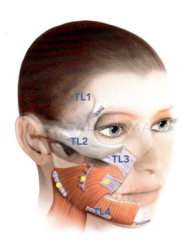 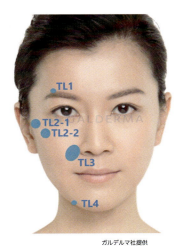

1〜4：顔の真性靭帯（● 偽性靭帯）

図3　TrueLift メソッドの基本となる注入ポイント
TL1：ORL（orbicularis retaining lig.），TL2-1・2：zygomatic lig.，TL3：maxillary lig.，TL4：mandibular lig.

極意9　近年のトレンド―少量ポイント注入でリフトアップ―　*47*

真性支持靱帯の根本にヒアルロン酸を注入することにより，真性靱帯を補強し，少量のヒアルロン酸で顔全体の症状を改善することができます（図4，5）。

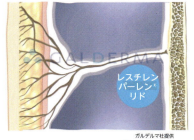

図4　TrueLiftメソッドのコンセプト

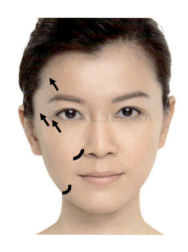
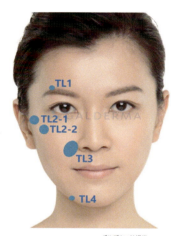

図5　各注入ポイントの役割

TL1，TL2：真性靱帯を杭のように補強し，上に引き上げる役割を果たします。
TL3，TL4：真性靱帯を前に押し出し，上方から下垂してくるファットコンパートメントを堤防のように支える役割を果たします。
注入の順番は必ずTL1，TL2から行い，さらにTL3およびTL4を追加していきます。

2 注入手技

1）TL1：ORL（orbicularis retaining lig.）を引き上げる

患者さんに眉毛を挙上してもらい，眉毛外側の最も上に引き上げられる部分の上にある凹みを確認し，マーキングします（眼窩上縁より約1cm上）（図6）。

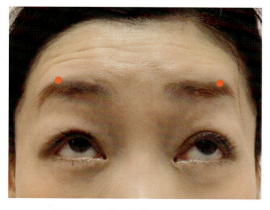

図6　TL1注入部位のマーキング

皮膚を引き上げて，靭帯の下に入るように深く針を骨膜上まで刺入し，bolus法で0.1 ml注入します（極意0「はじめに」参照）。注入後はゆっくりと皮膚から手を放し，皮膚を下から上に軽く持ち上げるようにして，靭帯の下にパーレンが入るように整えます（図7）。

2）TL2：zygomatic lig. を引き上げる

触診で耳珠上部から4 cm程度，頬骨弓から1 cm程度離れたところにある凹みを確認し，マーキングします。Zygomatic lig. は広く力が強いため，2カ所にマーキングします（図8）。

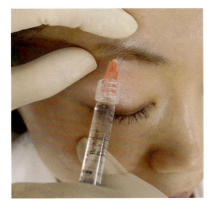

図7　TL1への注入手技

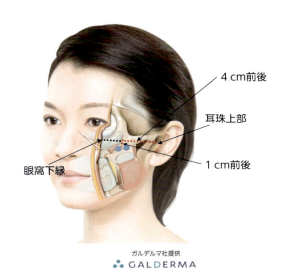

図8　TL2注入部位のマーキング

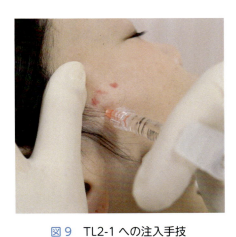

図9　TL2-1への注入手技
左手で皮膚を引っ張り上げて注入するため，元のマーキングの位置と，皮膚を引っ張り上げた分だけ注入部位にズレが生じます。

皮膚を引き上げて，靭帯の下に入るよう深く骨膜上に針を刺入し，2つのポイントにbolus法でおのおの0.2 ml注入します。注入後は，注入した部位を下から上に持ち上げるようにして，靭帯の下にヒアルロン酸が入るように整えます（図9）。

右側のみ注入を行った直後の写真です（図10）。リフティング効果が得られているのがわかります。注入部位の隆起は，数時間〜1日程度で目立たなくなります。

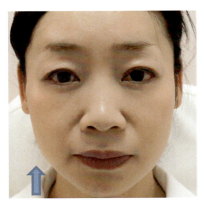

図10　右側のみTL1・TL2に注入を終えたところ（49歳，女性）
リフトアップ効果が得られている。

> **One Point アドバイス**
>
> TL2 は，正しい場所にフィラーを注入しないとリフティング効果が得られません。「耳珠上部から 4 cm 程度，頬骨弓から 1 cm 程度離れたところにある凹み」を目安に，触診で頬骨弓の位置を確認しながら正確な部位をマーキングします。頬骨弓の位置は，上縁より下縁を確認する方が確実でわかりやすいです。下縁よりやや上の骨膜上にフィラーを注入することによって，より確実に靱帯の下にフィラーを注入できます。

3）TL3：maxillary lig. を補強する

ほうれい線の根本の最も深い溝をマーキングします。皮膚表面に対して 45°の角度で，骨膜に当たるまでゆっくり針を刺入します。皮下の深層に 0.2～0.4 ml を bolus 法でゆっくり注入します。骨膜まで針が十分届くように，長めの針を使用した方が安全です（後掲「動画を Check !」❶参照）。

ここはリスクの高いエリアです。注入時に患者さんをよく観察し，異常な痛みを訴えたり，皮膚が蒼白化した場合はすぐに注入を中止し，しかるべき対処を行いましょう（極意 13「合併症を回避する」参照）。

ほうれい線が深い場合は，さらに fanning 法にて浅層に追加注入を行います。浅層への注入は粒子サイズの小さいレスチレン® リド（ガルデルマ社）を使用します（ほうれい線が浅い場合は，この注入法のみ行います：後掲「動画を Check !」❷参照）。

4）TL4：mandibular lig. を補強する

マリオネットライン延長線と下顎のラインの交差ポイントにある凹みを確認し，マーキングします。垂直に針を深く骨膜上まで刺入し，bolus 法で 0.1 ml 注入します（図 11）。

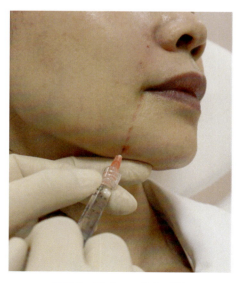

図 11　TL4 への注入手技

この症例では TL1～TL4 に加え medial SOOF（sub orbicularis oculi fat）と顎先にも注入を追加しました。注入を終えた直後および 1 週間後の結果です（図12）。自然なリフトアップ効果が得られています。

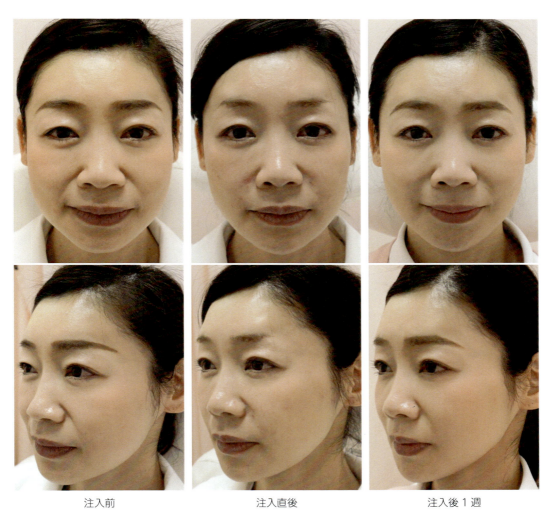

注入前　　　　　　　　　　注入直後　　　　　　　　　　注入後 1 週

図12【症例】49 歳，女性

TL1：左右各 0.1 ml／TL2：左右各 2 ポイント×0.2ml／TL3：骨膜上に左右各 0.3 ml，浅層に左右各 0.15 ml（ここのみレスチレン®リド）／TL4：左右各 0.1 ml。さらに medial SOOF に左右各 0.4 ml，顎先に 0.3 ml
合計：レスチレン パーレン®リド 2.9 ml，レスチレン®リド 0.3 ml

　このように，患者さんの状態や予算に応じて注入部位のアレンジが可能です（図13）。

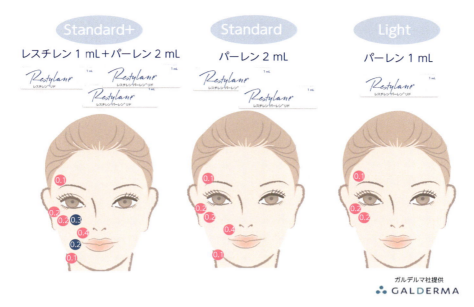

図13 メーカーが推奨する注入量（片側：容量別）のパターン
ピンク：レスチレンパーレン® リド，ブルー：レスチレン® リド（単位 ml）

III. アラガン・ジャパン社が提唱する「MD Codes™」

1 「MD Codes™」とは？

「MD Codes™」は，ブラジルの Mauricio de Maio 医師が提唱した the MdM 8-point lift がベースとなっていますが，年月を追うごとに徐々に改変されています。日本ではアラガン・ジャパン社が，「MD Codes™」をより安全に改変した VST®-Shape/VST®-Eye という眉間・目尻のボツリヌストキシン注射とジュビダームビスタ® シリーズを用いた少量ポイント注入を組み合わせた治療法を提唱しました。セミナーなどで医師に啓蒙活動を積極的に行っており，急速に広まってきています（図14，15）。

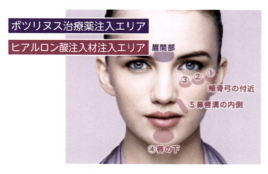

図14 VST®-Shape における注入エリア
（アラガン・ジャパン社 HP より引用）

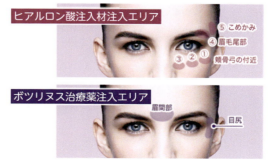

図15 VST®-Eye における注入エリア
（アラガン・ジャパン社 HP より引用）

2 注入手技

基本的な注入パターンを解説します。

1) 1st Session

眉間と目尻に Botox Vista® 注射を打ち（図 16 の赤丸印），頬部のリフティングポイントにジュビダームビスタ® ウルトラ プラス XC あるいはジュビダームビスタ® ボリューマ XC を注入します。L1・L2 は鋭針を使用し，骨膜上に 0.1〜0.15 ml を bolus 法で注入します。「TrueLift」と同様に zygomatic lig. を引き上げます。頬の凹みが大きい場合は，L3 の骨膜に近い深部に適量を bolus 法で注入しますが，眼窩下孔（眼窩下動静脈）に注意が必要です（図 16）。

2) 2nd Session

こめかみ（T1）と眉毛尾部（E1）に注入します。T1 は鋭針を使用し，骨膜上に適量（0.15〜0.6 ml 程度）を注入します。E1 は，骨膜上あるいは深部脂肪層に 0.1 ml 注入します（図 17）。

1)2) の手技を併せて VST®-Eye と呼ばれています。

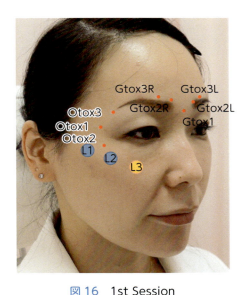

図 16　1st Session
L1：zygomatic arch，L2：zygomatic eminence，L3：anteromedial cheek

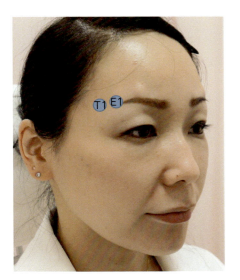

図 17　2nd Session

3) 3rd Session

ほうれい線 NL1〜NL3 と，下顎部 C1・C2 に注入します。NL1 は，ほうれい線基部の骨膜上に鋭針を使用して適量を bolus 法で注入し，さらに NL1〜NL3 の皮下浅層に retrograde linear threading 法にて適量を注入します。C1 は皮下組織内，C2 は骨膜上に適量を注入します（図 18）。

症例によって，1)のみ，1) + 2) (VST®-Eye)，あるいは一度にすべてのセッションを行います (1)～3)を併せて，VST®-Shape/VST®-Eye ということになります)。

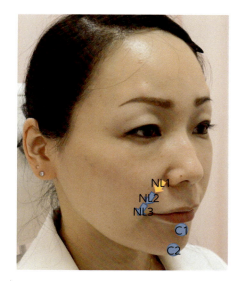

図18　3rd Session

3 その他の MD Codes™ 症例

日本では製剤適応の関係からあまり啓蒙されていませんが，その他の MD Codes™ を参考までに掲載しておきます（図19）。

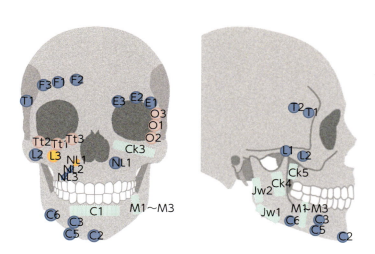

図19　「MD Codes™」の部位と注入する層

L1 (zygomatic arch) および L2 (zygomatic eminence)：鋭針を使用し，骨膜上に 0.1～0.15 ml bolus 注入，L3 (anteromedial cheek)：骨膜に近い深部に bolus 注入，Ck3：SOOF 内に注入，Ck4 (inferior-lateral cheek)：皮下組織に注入，Ck5 (sub-malar)：皮下組織（浅層）に注入，Tt1～Tt3 (tear trough)：骨膜上に注入，T1・T2 (temporal region)：鋭針を使用し，骨膜上に bolus 注入，F1～F3 (frontal region)：F1 は眼窩上動脈の延長上の骨膜上，F2 は滑車上動脈の延長上の骨膜上に bolus 注入，E1～E3 (eyebrow region)：骨膜上もしくは脂肪層に注入，NL1～NL3 (nasolabial fold)：NL1 のみ骨膜上に注入，さらに NL1～NL3 は皮下組織に注入，O1～O3：皮下浅層に注入，C1：皮下組織に注入，C2・C3・C5・C6：骨膜上に注入（C6 は mandibular lig. 部位），M1～M3（マリオネットライン）：皮下浅層に注入，Jw1～Jw2：皮下組織に注入。

※MD Codes™ の中にはある程度の熟練を要する部位が含まれますので，注意しましょう。

【症例①】36歳，女性

　全体的なボリュームは比較的保たれていますが，顔が全体に垂れ下がったように見えます。また側面から見ると，顎が後退しています。この症例のように，ボリュームがあまり減少していないケースは，少量ポイント注入でリフトアップすることにより，良い結果が得られます。

　MD Codes™ の L1・L3・NL1〜NL3・C1・C2・C5 にヒアルロン酸を注入しました。注入後は，顔全体がリフトアップし，若々しくなりました。側面から見ると頬の位置が高くなり，後退していた顎も前に出てバランスが良くなっています（図20）。使用したフィラーはヒアルロン酸 2.5 ml です。

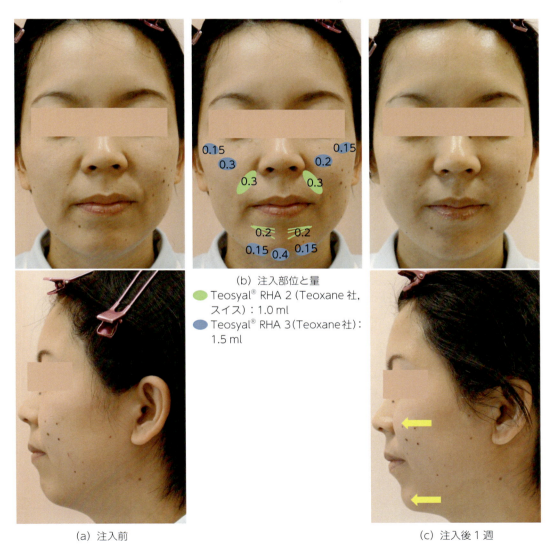

(a) 注入前　　(b) 注入部位と量　　(c) 注入後1週

● Teosyal® RHA 2 (Teoxane社，スイス)：1.0 ml
● Teosyal® RHA 3 (Teoxane社)：1.5 ml

図20　【症例①】36歳，女性，少量ポイント注入法（MD Codes™）の1例

【症例②】54 歳，女性

　ジュビダームビスタ® ウルトラ プラスを MD Codes™ の L1〜3・M1〜M3・C6 に合計 1.6 ml 注入しました。注入後は頬がリフトアップし，マリオネットラインが浅くなっています（図 21）。

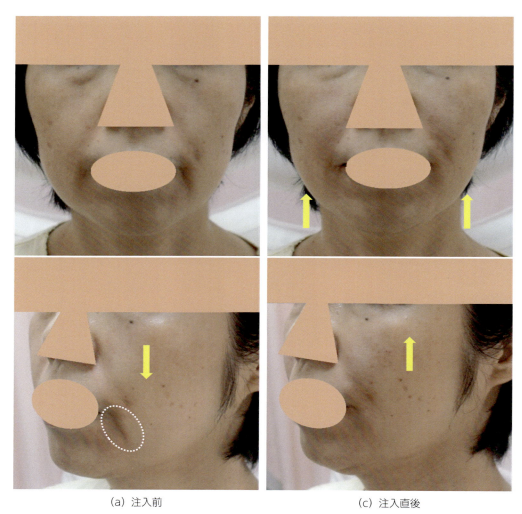

（a）注入前　　　　　　　　　　　　　　　（c）注入直後

図 21　【症例②】54 歳，女性，少量ポイント注入法（MD Codes™）の 1 例

Ⅳ. 適応症例を見極める！

　TrueLift メソッドや VST®-Shape/VST®-Eye はマニュアル化され，手技も簡便でフィラー初心者の医師でも行いやすい注入法ですが，適応となる症例は，ボリュームロスや下垂の程度があまり進行していないケースに限られます．適応症例を見極めないと，患者さんの満足度が非常に低くなってしまうことがあります．また，ほうれい線基部の深部への注入は，塞栓のリクスを伴うため注意が必要です．

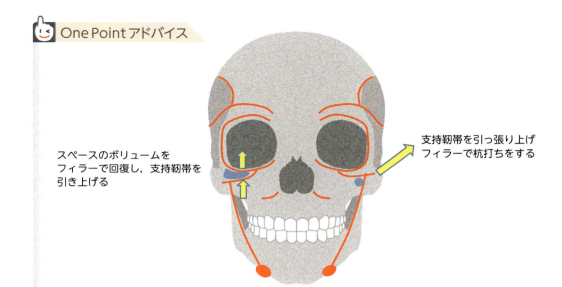

図 22　支持靭帯（retaining ligament）のポイントリフト

　フィラーで支持靭帯をリフティングする方法は 2 つあります（図 22）．
① スペースのボリュームをフィラーで回復し，同時に支持靭帯も引き上げる方法：ある程度のフィラー量を必要としますが，ボリューム（形状）の回復とリフトアップ効果が同時に得られます．
② 支持靭帯のリフティングポイントに少量のフィラーを杭打ちするように注入し，リフトアップ効果を得る方法：フィラーは少量で済みますが，ボリュームの回復効果は乏しいため，ある程度ボリュームが保たれている患者さん向けです．効果の持続性も①に比べ短くなります．

文 献

1) de Maio M, Rzany B: Injectable Fillers in Aesthetic Medicine (2nd ed), pp52-56, Springer, Heidelberg, 2014
2) VST®-Shape について. http://vst-beauty.jp/gen/pc/about_vista-shape/（最終閲覧 24/2/2017）
3) VISTA-Shape®X テクニックガイド（第6版）. アラガン・ジャパン社, 日本

- 参考：MD Codes™ Skull Anatomical Landmarks ｜ THE SCHOOL OF AESTHETICS. https://www.youtube.com/watch?v=1Qqx19qQJmQ（最終閲覧 24/2/2017）
- 参考：MD Codes™ Treatment Planning ｜ THE SCHOOL OF AESTHETICS. https://www.youtube.com/watch?v=jxA8LgpMP34（最終閲覧 24/2/2017）

▶ 動画をCheck！

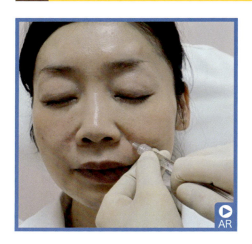

❶27G 19 mm の鋭針を，皮膚表面に対して45°の角度で，骨膜に当たるまでゆっくり刺入します．骨膜に針先が触れたら，吸引テストを行い逆血がないか確認します．針先を固定したままレスチレン パーレーン®リドをゆっくりとbolus法で注入します．

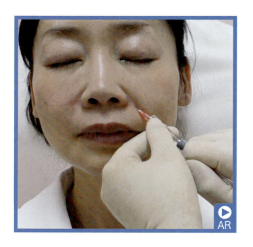

❷ほうれい線の浅層にレスチレン®リドをfanning法にて追加注入します．

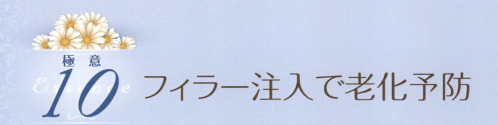

極意 10 フィラー注入で老化予防

> **ここがポイント！**
> フィラー注入は，加齢変化が進行してから開始するのではなく，支持靱帯がたるむ前から骨格や軟部組織のボリュームをフィラーによって保つことにより，支持靱帯や皮膚のたるみの進行を大幅に遅らせることができます。

フィラー注入後の長期経過

フィラーでフルフェイスの注入を行った場合，その効果をどの程度の期間維持できるのかが気になるところです。

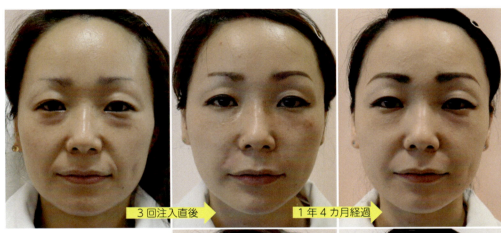

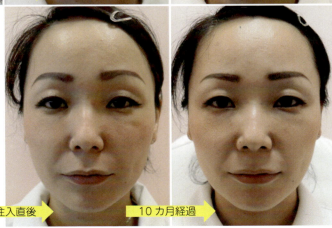

図1 【症例】38歳，女性（「ケーススタディ3」と同症例）

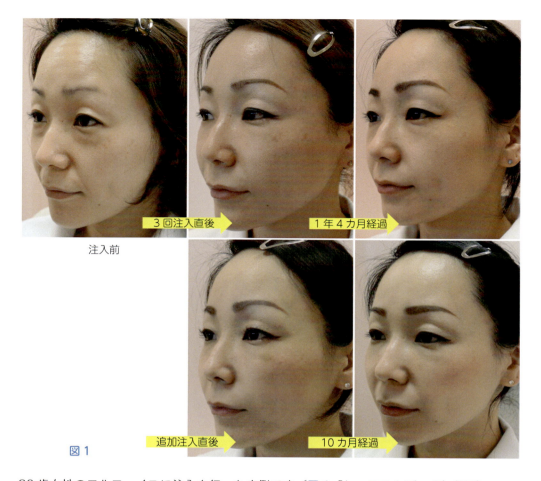

図1　注入前　3回注入直後　1年4カ月経過　追加注入直後　10カ月経過

　38歳女性のフルフェイスに注入を行った症例です（図1「ケーススタディ3」参照）。

　3回注入後1年4カ月経過すると，部位にもよりますが，効果は60〜80％に減少してきます。そこで，さらに追加注入を行い〔Radiesse® (Merz社，ドイツ) 2.5 ml, Teosyal® Redensity II (Teoxane社，スイス) 0.5 ml〕，効果を回復しました。初回治療に使用したフィラーは9.7 ml（3回の合計）でしたが，追加注入に要したフィラーはかなり減少しています。そして追加注入より10カ月が経過しても，効果はほぼ80〜90％程度維持できています。

　初回治療には比較的多くのフィラー量を必要としますが，このようにいったんしっかりと輪郭を作ってしまえば，効果を維持するためのメンテナンスに必要なフィラー量は徐々に減っていき，治療間隔も延長していきます。このような経過はこの症例に限ったことではなく，施術回数を重ねるごとに補正に必要なフィラーの量が減っていき，効果も長く維持できるようになることは，多くの治療経験からも明らかな事実です。

なぜ効果が長期維持できるようになるのか？

　ではなぜ，吸収性のフィラーによって長期効果維持が可能になるのでしょうか？　その理由と

して，いくつかの要因が考えられます。

1）ヒアルロン酸製剤そのものにコラーゲン産生促進作用はありませんが，注入による物理的な線維芽細胞の伸展刺激によってコラーゲン産生が促進されることが証明されています（図2）。

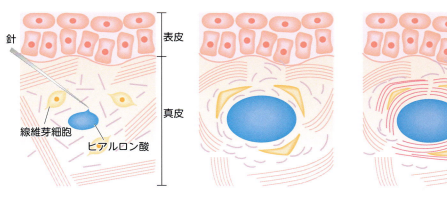

(a) 真皮内にヒアルロン酸を注入
(b) ヒアルロン酸による線維芽細胞の物理的伸展
(c) コラーゲンの増生

図2　ヒアルロン酸注入によってコラーゲン産生が刺激されるしくみ
（Wang F, et al: In vivo stimulation of de novo collagen production caused by cross-linked hyaluronic acid dermal filler Injections in photodamaged human skin. Arch Dermatol 143: 155-163, 2007 より引用一部改変）

2）カルシウムハイドロキシアパタイト製剤 Radiesse® は，フィラーの中で唯一，直接のコラーゲン促進作用があることが証明されています。Radiesse® を真皮に注入すると，カルシウムハイドロキシアパタイト粒子が scaffold を形成，つまり足場となって線維芽細胞を刺激し，コラーゲン産生が促進されます（図3）。

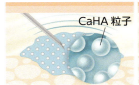 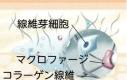 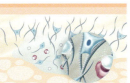 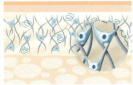

(a) 真皮に Radiesse® を注入
(b) カルシウムハイドロキシアパタイトのマイクロ粒子が線維芽細胞を刺激
(c) コラーゲンネットの形成
(d) カルシウムハイドロキシアパタイト粒子は分解・吸収され，新しいコラーゲンのみが残る

図3　Radiesse® によるコラーゲン産生の機序
（Merz 社 HP より引用一部改変）

著者は，輪郭形成のために Radiesse® を比較的多く，mass（塊）として注入することが多いのですが，少量注入した場合と比較してみましょう（図4）。少量注入の場合，フィラーの多くの表面積がマクロファージによる免疫学的分解機序にさらされるわけですが，mass（塊）で注入した場合は，免疫学的分解機序にさらされる表面積が少なくなるため，フィラーの吸収がそれ

だけ遅延するのではないか，そして，長くRadiesse®が生体内に留まることによって，それだけコラーゲン産生促進作用も長く作用するのではないかと考えています。また，皮膚の浅層よりも深層（骨膜上）への注入の方が，免疫学的分解機序を受けにくく，長くフィラーが残存する傾向にあります。逆にコラーゲン産生促進作用は，浅層への注入の方が大きくなるため，Radiesse®は浅層と深層の2層に注入するのが効果的です。

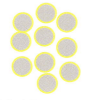

(a) 少量注入した場合　(b) 大量注入した場合

図4　免疫学的分解機序にさらされる表面積

3）ある程度のmass（塊）としてフィラーを注入すると，少量注入した場合より，かなり吸収速度が遅延することが経験的にわかっています。吸収が遅延すると，異物反応によりフィラー塊の周囲に線維性の被膜が形成され，半永久的なmass（塊）として皮下に留まると考えられます。ヒアルロン酸を繰り返し注入していくと，いつまで経っても吸収されないmass（塊）が皮下に残存するようになることは，フィラー注入を行う医師ならば経験的に知っていることです。眼の下などでは，1～2回の注入でもmass（塊）が半永久的に残存してしまうこともあります。mass（塊）が残存することは，効果維持において良い面もあれば，時に不自然なしこりとして認識されたり，過矯正になってしまったりと悪い面もあります。

　Radiesse®では，このような不自然なしこりが残存しにくいのが特徴です。著者は，不自然な外観になることを避けるため，ボリュームを多く必要とする部位にはRadiesse®を使用し，細かい仕上げにヒアルロン酸製剤を使用することが多いです。

4）フィラーを解剖学的に適切な位置に注入し，骨格やスペースのボリュームを維持することによって支持靱帯をサポートし，支持靱帯の加齢によるたるみを予防することができると考えています（そもそも加齢変化というのは，ボリュームが減少することによって，支持靱帯がたるんでしまうことが大きな要因の1つです）。

　例えば，中顔面（SOOF）にフィラーを注入すると，凹んだ上顎骨のボリュームロスを補い，かつ頬のふっくらした丸みを回復することができます。また支持靱帯も支えられ，たるみを予防することができます（図5）。

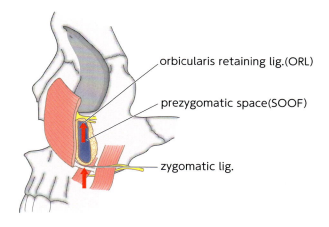

図5　SOOFへのフィラー注入

頬の丸みは回復し，ORL，zygomatic lig.も支持される。
(Mendelson B, et al: Anatomy of the aging face. Plastic Surgery (3rd ed), edited by Warren RJ, et al, Vol.2, pp78-92, Saunders, Edinburgh, 2012より引用一部改変)

フィラー注入はたるむ前から開始するのがベスト！

加齢ですでに形成されてしまったシワやたるみなどの変化に対してフィラー注入を行うのが一般的な概念であると思いますが，上記 **4)** で述べたように，支持靭帯が伸びてたるんでしまう前からフィラー注入を開始することによって，支持靭帯のたるみをある程度予防することができます。これまで多くの症例を経験してきましたが，たるみの程度が強くなる前から，皮膚が伸びてシワが増える前から注入療法を開始した患者さんは，5〜10 年経過しても見かけの歳を取らないばかりか，返って若々しく見えるようになる方も少なくありません。

著者自身の長期経過です（図 6）。14 年の歳月が経過していますが，早期からのメンテナンスにより，おおむね輪郭は保たれていると思います。

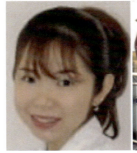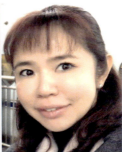

2002 年　　　　2016 年

図 6　著者自身の長期経過

ただし，注意しなければならないのが，やり過ぎ・入れ過ぎです。元の状態を通り越して過剰な補正を行えば，不自然な顔貌となってしまいます。

ミニ知識

▶ヒアルロン酸は本当に吸収性のフィラーなのか？

　ヒアルロン酸は，生体内で完全に分解・吸収される吸収性フィラーとして定義されていますが，本文で述べたように，線維性の被膜に包まれた mass（塊）として半永久的に残存してしまう場合も少なくありません。mass（塊）として残存しても，体には悪影響はありませんが，完全な吸収性フィラーではないと思って使用した方がよいと思います。mass（塊）として残存してしまった場合，多くの場合はヒアルロニダーゼによって縮小することが可能です。

文　献

1) Wang F, Garza LA, Kang S, et al: In vivo stimulation of de novo collagen production caused by cross-linked hyaluronic acid dermal filler injections in photodamaged human skin. Arch Dermatol 143: 155-163, 2007
2) Marmur ES, Phelps R, Goldberg DJ: Clinical, histologic and electron microscopic findings after injection of a calcium hydroxylapatite filler. J Cosmet Laser Ther 6: 223-226, 2004
3) http://www.radiesse.com/how-it-works/
4) 岩城佳津美：フィラーによるミッドフェイスリフト．Bella Pelle 1：44, 2016
5) 岩城佳津美：フィラー注入による顔面の若返り治療．日美容外会報 38：81-91, 2016

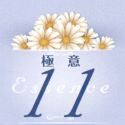
極意 11 過矯正警報発令中！

ここがポイント！

フィラー注入による過矯正の補正は，フィラーをいったん溶解してから再注入するのがベストですが，それが難しい場合，過矯正によって生じている顔全体のアンバランスを解消するようにフィラーを追加注入して，輪郭のバランスを整えます。

関連項 ▶ 極意3「患者教育も重要なテクニックのひとつ」

〜 過矯正に注意！ 〜

まずは，3つの症例を見てください（図1〜3）。

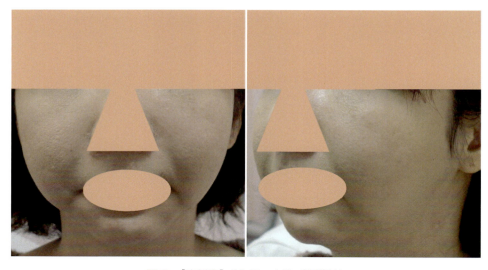

図1 【症例①】35歳，女性（初診時）

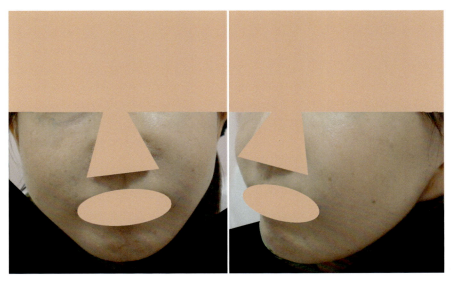

図2 【症例②】32歳，女性（初診時）

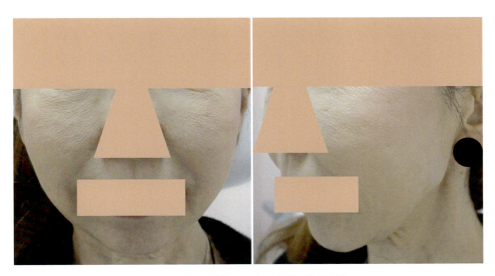

図3 【症例③】66歳，女性（初診時）

　いずれも初診時です．3名とも他院にてフィラーを注入しており，さらに頬部・ほうれい線へフィラーの追加注入をご希望でした．頬部はすでに元の自然な状態を超えて，明らかに過矯正の状態です．頬部が膨らみすぎて，非常にバランスの悪い輪郭になってしまっています．ほうれい線も平坦になりすぎて不自然です．

　患者さんは医学的な専門知識がないため，一度，頬やほうれい線にフィラーを注入して若返ると，「もっと入れればさらに若返る」と思い込んでしまい，美しく見える限界を超えてもさらに要求がエスカレートしていきます．そこでストップをかけるのも医師の役目ですが，患者さんの希望するがままに注入を行い続けると，このような結果になってしまいます．

このような症例の場合，可能であればいったん入っているフィラーを溶解して，改めてフィラー注入を行うのが理想的ですが，患者さんは高い費用を支払って注入したフィラーを溶解することになかなか同意はしてくれません。

過矯正の補正について

　上記の症例を用いて，このような過矯正の補正の仕方を述べます。

1 症例①の場合

　頬部・ほうれい線へのフィラー過剰注入により，中顔面に比して下顎部のボリュームが足りておらず，非常にバランスの悪い顔になってしまっています。顎にインプラントも入れていますが，下顎部全体のボリュームが足りていないところに一部インプラントを入れてもバランスの悪さは改善せず，むしろインプラントが浮き出たような状態になっています（図4）。

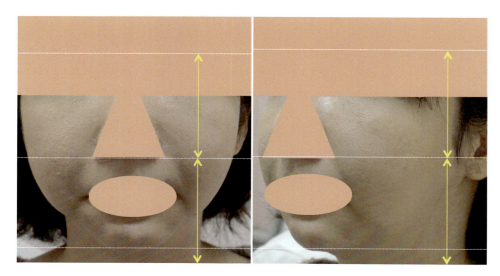

図4　【症例①】

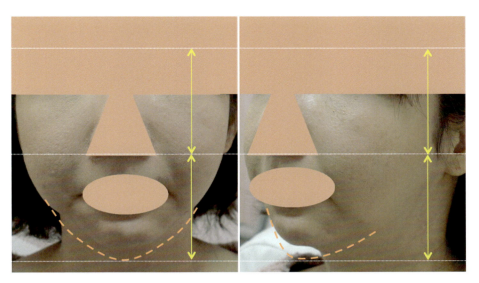

図5 【症例①】注入前のデザイン

　過剰なフィラーを溶解できないので，そのアンバランスを解消すべく，中顔面と下顔面のバランスを整えるために，仕上がりの目標デザインは図5のようになります。
　使用したフィラーの種類と量です（図6）。

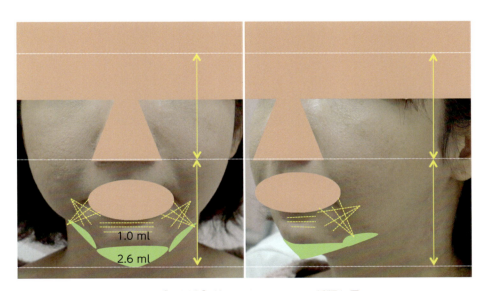

図6 【症例①】使用したフィラーの種類と量
　● ：Radiesse®（Merz社，ドイツ），黄色破線：ヒアルロン酸（Teosyal®RHA 2：Teoxane社，スイス）
　　Radiesse® : 2.6 ml＋RHA 2 : 1.0 ml＝3.6 ml

極意11　過矯正警報発令中！

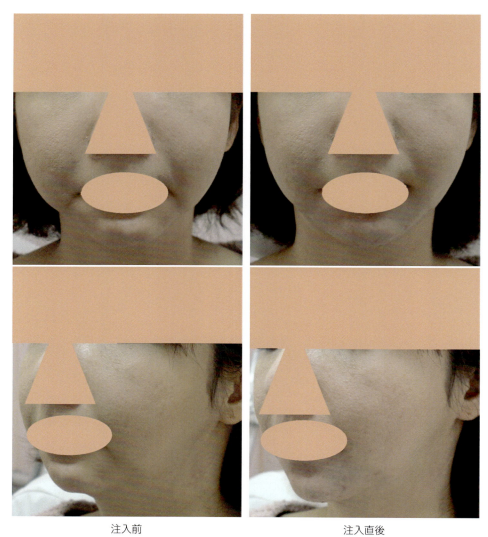

注入前　　　　　　　　　　　　　注入直後

図7　【症例①】注入前後の比較①

　下顎部を補正して顔のバランスを整えることによって，過矯正によるアンバランスさがかなり改善しました（図7）。

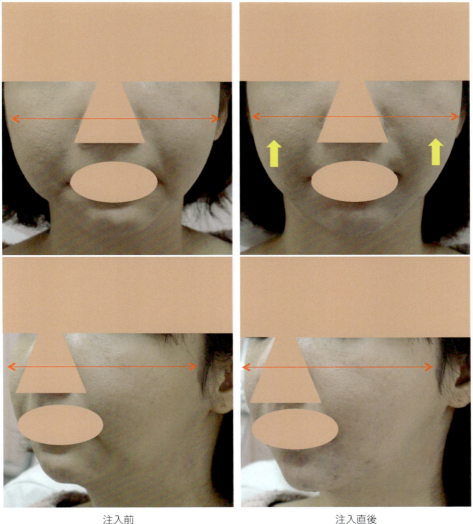

注入前　　　　　　　　　　　　　注入直後

図8　【症例①】注入前後の比較②
注入前の方が顔が幅広く見えますが，注入後と同じ顔幅です。また，頬部もリフトアップして見えます。

　顔の最大幅は変わっていませんが，注入後の方が小顔に見えます。また，注入前には顔がたるんで見えますが，注入後にはリフトアップして見えるようになりました（図8）。

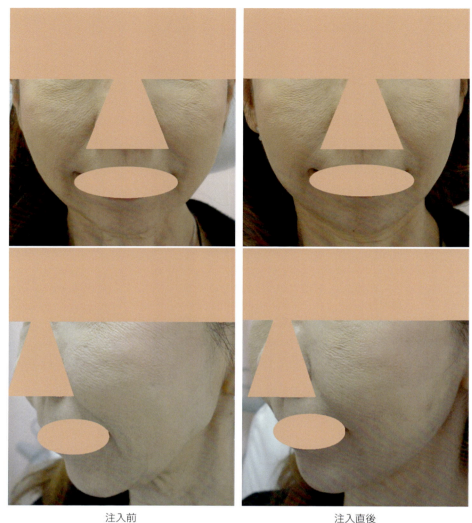

注入前　　　　　　　　　　　　　　　注入直後

図9　【症例③】注入前後の比較

2　【症例③】の場合

　高齢者の場合は，本症例のように頬部の皮膚がピンと張るまでフィラーを入れてしまうと過矯正になってしまいます．症例①と同様に，下顎部を補正することによって顔のバランスを整え，過矯正によるアンバランスさを改善しました（極意8「高齢者は下顎部（顔面下1/3）が若返りのキーポイント」参照）（図9）．

　このように，過矯正によって不自然な外観を呈している症例の補正は，アンバランスになってしまった輪郭のバランスを整える部位にフィラーを補うことがポイントです．

極意 12 ゴルゴライン治療の落とし穴

> **ここがポイント！**
>
> ゴルゴラインの補正のために prezygomatic space（SOOF）にフィラーを注入すると，たるんでいた ORL（orbicularis retaining lig.）が本来の位置に押し上げられ，中顔面のボリュームロスによって目立っていなかった下眼瞼のシワがはっきりと出てくるケースがあります。これはあらかじめ予測が可能なので，中顔面と同時に下眼瞼の補正も必要になることを患者さんに説明しておく必要があります。注入は，ゴルゴライン→下眼瞼の順で行います。

関連項 極意4「頬の形を自在にデザインする」，部位別注入テクニック2「中顔面（ゴルゴライン）への注入」，部位別注入テクニック3「下眼瞼（tear trough）への注入」

加齢による中顔面の解剖学的変化

中顔面領域は特に骨吸収の生じやすい部位です。なかでも上顎骨の骨吸収が著しいため，30歳以下と60歳以上では，maxillary angle（水平面に対して上顎骨がどの程度窪んでいるかの指標となる角度）が10°も違ってくるという結果が出ています（図1）。

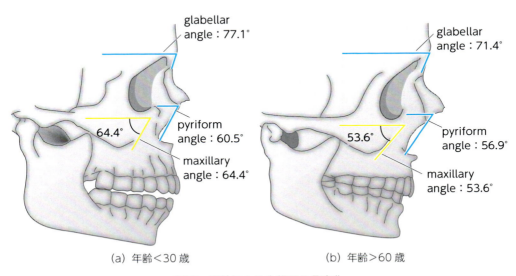

(a) 年齢＜30歳　　(b) 年齢＞60歳

図1　加齢による中顔面の骨変化
（Shaw RB Jr, et al: Aging of the midface bony elements: a three-dimensional computed tomographic study. Plast Reconstr Surg 119: 675-681, 2007 より引用一部改変）

高齢になるほど，眼窩も拡大し眼窩縁が外側下方に下がりますが，それ以上に中顔面の窪みの程度が大きいことがわかります（図2）。

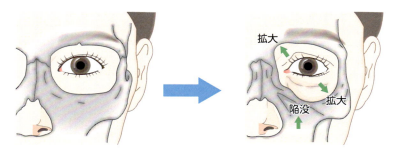

図2 加齢による眼窩の変化

眼窩は加齢とともに，内側上方と外側下方に拡大します。この変化は，眉毛内側の挙上と延長，そして eye bag 突出の要因となります。また，眼窩の形が変化することによって，そこに付着している軟部組織，つまり支持靭帯や筋肉および脂肪の位置も変化します。

眼窩および中顔面エリアの主要な支持靭帯は ORL（orbicularis retaining lig.）と zygomatic lig. ですが，いずれの靭帯も，外側の方が加齢によりたるみやすく，また zygomatic lig. よりも ORL の方が，よりたるみやすいという性質があります（図3）。これにより，特徴的な目元のハンモック状のたるみができてきます（図4）。

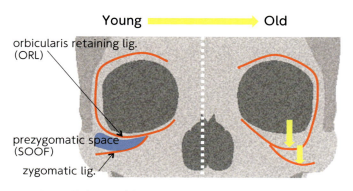

図3 眼窩および中顔面エリアの加齢変化（支持靭帯）

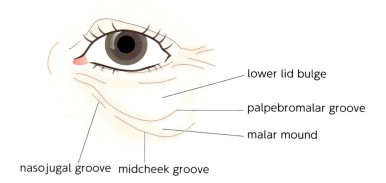

図4 加齢による目元〜中顔面の特徴的なハンモック状のたるみ

外側にいくほど，より強くなる特徴的な目元のハンモック状のたるみは，主として靭帯のたるみ方に起因しています。

ORLとzygomatic lig.の間の三角形の空間はprezygomatic spaceと呼ばれ，頬骨の上にあり，上唇挙筋・口角挙筋を覆っています。ほぼイコールSOOFとみなしてよいと思います。prezygomatic spaceがクッションとなり，眼輪筋が顔面骨格から独立して自由に動くことができます。

　加齢によってprezygomatic spaceの上部，つまりORLが弛んでくると，prezygomatic spaceが下部のzygomatic lig.の上に乗る形になり，midcheek groove（SOOF下縁・zygomatic lig.に一致してできる溝）が目立ってきます。加齢に伴い目立ってくるORLとzygomatic lig.の間の盛り上がりをmalar moundと呼びます（図3，4）。

中顔面（ゴルゴライン）補正の落とし穴

代表的な症例を供覧して説明していきます。42歳，女性です。

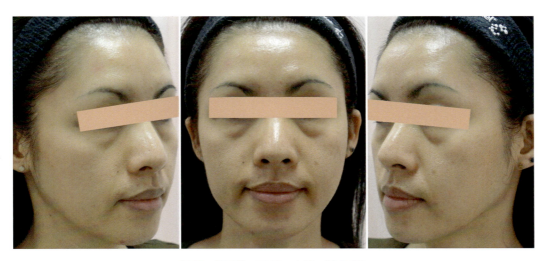

図5　【症例】42歳，女性（注入前）

　中顔面に深いシワ（溝）＝ゴルゴライン（？）があって，中顔面の深刻なボリューム不足のように見えます（図5）。

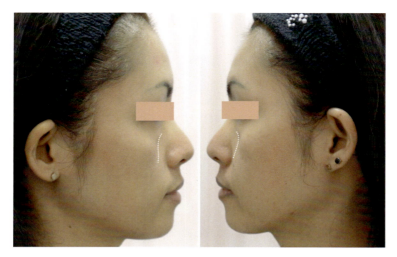

図6 注入前（側面）

　側面から見ると，中顔面が凹に陥没している状態です（図6）。触診で，上顎骨がかなり後退しているのが確認できました。
　このような症例の場合，中顔面（ゴルゴライン）の補正は必須ですが，はたしてそれだけでふっくらと丸い頬（ogee curve）が取り戻せるのでしょうか？　実は，この1つのシワ（溝）には2つのシワ（溝）が隠れています。

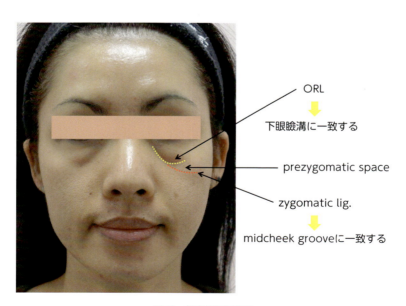

図7 解剖学的構造

解剖学的構造を図で示すとこのような感じです（図7）。この女性の場合は元々，下眼瞼の溝もゴルゴライン（midcheek groove）も存在するのですが，中顔面のボリュームロス（主として骨と深部脂肪）の程度が大きすぎて，下眼瞼の溝よりも凹んでしまっているため，溝が1つしかないように見えてしまっています。

　ところが，図8のように指で頬を押して，中顔面のボリュームを補正したと仮定してみると，上方に新たな溝が見えてきます。これが下眼瞼の溝，すなわちtear trough，およびその延長線のpalpebromalar grooveです。

　prezygomatic spaceのボリュームを回復することによって，垂れ下がっていたORLが本来の位置に押し上げられるため，このように眼窩下縁に一致して下眼瞼の溝が現れます（図9）。

　このようなケースの場合，中顔面を十分に補正すると，下眼瞼のシワが本来の位置に現れるであろうこと，そしてその補正も同時に必要になることをあらかじめ患者さんに説明しておかなければ，クレームの原因となってしまいます（術前に図8のように指で中顔面のボリュームを回復させてみると，あらかじめ予測がつきます）。

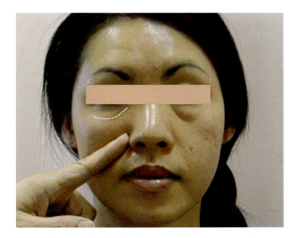

図8　中顔面注入後のシュミレーション①
中顔面のボリュームを指で押して回復してみると，下眼瞼のシワが上方に現れる。

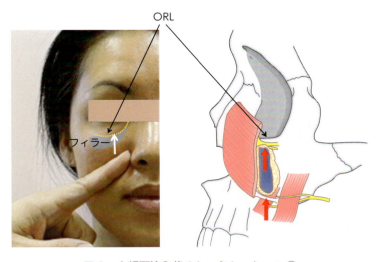

図9　中顔面注入後のシュミレーション②

実際の注入過程

1 ゴルゴライン（midcheek groove）の補正

動画で過程を説明していきます（部位別注入テクニック2「中顔面（ゴルゴライン）への注入」，および極意4「頬の形を自在にデザインする」参照）。

1）カニューレ刺入点の穿刺

まず，カニューレ刺入点に穴を開けますが，浅い層にカニューレが入らないように，この時点で深めに道をつけておくと，後のカニューレの挿入がスムーズになります。tear trough の方向に向かって，骨膜上まで穴を開けます（後掲「動画を Check！❶」）。

2）medial SOOF（左側）への注入

カニューレを，骨膜上，SOOF 深層あたりに挿入します。ほとんど抵抗なく針が進むレイヤーです。製剤は Radiesse®（Merz 社，ドイツ）を使用しています。吸引テストをして，逆血がないかを確認します。malar mound の盛り上がり具合と形を目視しながら，retrograde 法（極意0「はじめに」参照）で注入していきます。顔面骨格のボリュームロスを補うということ，さらに深部脂肪コンパートメントを意識しながら，自然できれいな頬の形になるように，カニューレの方向および注入層を微調整しつつゆっくり注入します。あまり浅い層には注入しないように注意が必要です。主に medial SOOF へ注入しています（注入量 0.7 ml）（後掲「動画を Check！❷」）。

3）medial SOOF（右側）への注入（後掲「動画を Check！❸」）

中顔面両側への注入を終えたところです（注入量 0.8 ml）（図10）。prezygomatic space のボリュームを回復することによって，緩んでいた ORL が押し上げられ，下眼瞼の溝が眼窩下縁に一致して現れてきました。

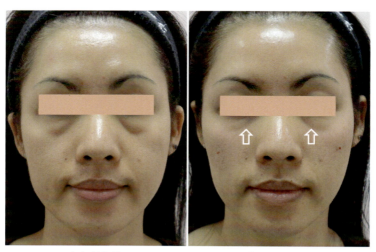

(a) 注入前 　　　　　　　　(b) 注入直後

図10　中顔面への注入
右側：Radiesse® 0.8 ml，左側：Radiesse® 0.7 ml 注入。

2 下眼瞼の溝(tear trough)の補正

　続けて tear trough の補正をしていきます(部位別注入テクニック3「下眼瞼(tear trough)への注入」参照)。Tear trough には,Teosyal®RedensityⅡ(Teoxane 社,スイス)を左右合計 0.4 ml 注入しました(図 11-a,b)(後掲「動画を Check！❹」)。

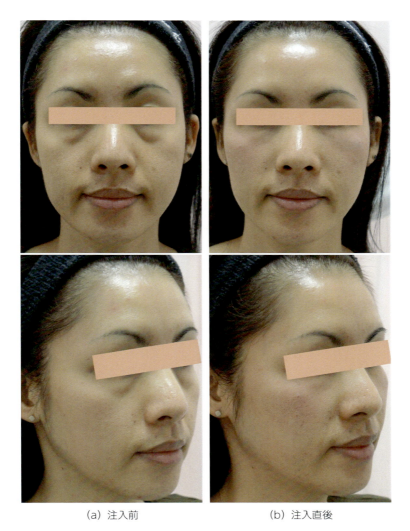

(a) 注入前　　　　　　　　　(b) 注入直後

図 11　中顔面および tear trough へ注入後
右側:teosyal®RedensityⅡ 0.2 ml,左側:Teosyal®RedensityⅡ 0.2 ml 注入(tear trough への注入量)。

　これで完成です。中顔面の凹みがほぼ平らな状態にまで補正されました。

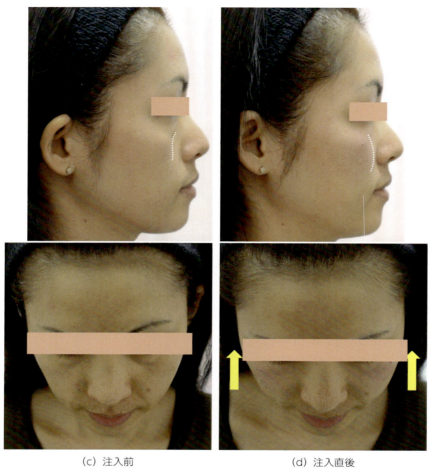

(c) 注入前　　　　　　　　　　　(d) 注入直後

図11

　側面から見ると，注入前には凹に窪んでいた頬が凸になっています．下方を向いた時の写真では，注入後に頬の位置が引きあがり，リフトアップしています（図11-c, d）．

3 注入後の経過

　注入後3カ月で，効果は70〜80％程度維持できています（図12-a〜d）．ここで，追加注入を行いましたが，追加の注入は中顔面のみで効果を回復することができました（図12-e）．注入する順序は必ずゴルゴライン→下眼瞼の順に行います．

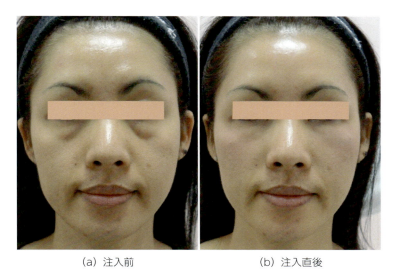

(a) 注入前　　　　　　　　(b) 注入直後

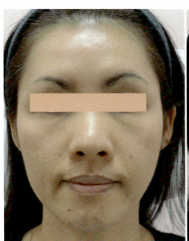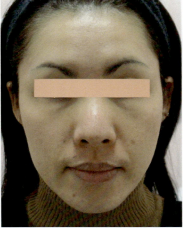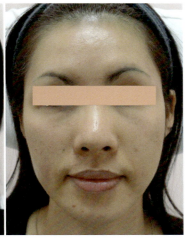

(c) 注入後1カ月　　　(d) 注入後3カ月　　　(e) 追加注入直後
　　　　　　　　　　　　　　　　　　　　　　中顔面にのみ Radiesse® を左右
　　　　　　　　　　　　　　　　　　　　　　0.3 ml ずつ（計 0.6 ml）注入。

図12　中顔面および tear trough への注入後経過

∞ 文　献 ∞

1) Shaw RB Jr, Kahn DM: Aging of the midface bony elements: a three-dimensional computed tomographic study. Plast Reconstr Surg 119: 675-681, 2007
2) Mendelson B, Wong CH: Changes in the facial skeleton with aging: implications and clinical applications in facial rejuvenation. Aesthetic Plast Surg 36: 753-760, 2012
3) Mendelson BC, Muzaffar AR, Adams WP Jr: Surgical anatomy of the midcheek and malar mounds. Plast Reconstr Surg 110: 885-896, 2002

▶ 動画をCheck！

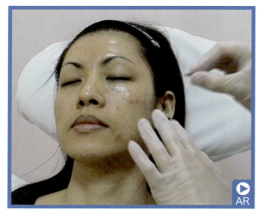

❶ カニューレ刺入点の穿刺

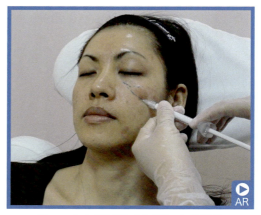

❷ medial SOOF（左側）への注入

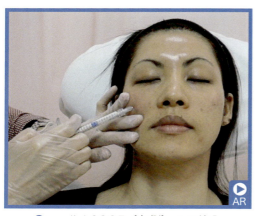

❸ medial SOOF（右側）への注入

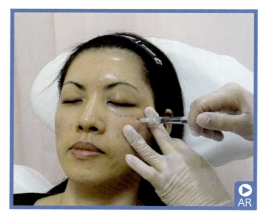

❹ tear trough への注入

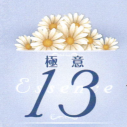

極意 13 合併症を回避する

> **ここがポイント！**
>
> 合併症の中で最も恐ろしいのは，フィラー塞栓による失明，脳梗塞，広範囲の皮膚壊死です．塞栓の予防法・治療法を熟知しておくことが重要です．塞栓が起こってしまった場合，いかに早く治療を開始するかが予後の決め手となります．普段から「もしや塞栓では？」という診断力を身につけておきましょう．

フィラー注入の合併症

近年，一部ヒアルロン酸製剤が国の製造販売承認を取得したことによって，フィラー注入に参入する医師が急増しています．それに伴い，重篤な合併症の発生も増加してきました．フィラー注入の合併症は，原因から大きく3つに分類されます．

1）誰にでも，どの製剤でも起こり得るもの
内出血（紫斑），紅斑・発赤，疼痛，浮腫・腫脹，感染，ヘルペスなど

2）製剤の生体内での過剰反応によるもの
過敏症反応（急性，遅発性），異物肉芽腫など

3）術者の未熟な技術によるもの
血腫，小結節，線状浮腫，左右非対称，神経損傷，過剰修正，転位・移動，血管損傷，塞栓（皮膚壊死，失明，脳梗塞），チンダル現象など

上記合併症の中でも，特に避けなくてはならないものは異物肉芽腫の形成，および塞栓です．異物肉芽腫は，ほとんどが半永久的な注入剤で形成されるため，その使用を避けることによって回避できます．時に回復不可能な悲惨な結果をもたらす塞栓を回避するためには，解剖を熟知し，手技に熟練する必要があります．

フィラー注入は基本的にブラインド作業です．皮膚の下の，どの部位の，どの深さに，どんな構造物があるかということを知っておかなければ，地雷原を歩いているのと一緒です．いつ地雷を踏んでしまうかわかりません．

塞栓症の予防と対処法

まず第一に合併症を起こさないこと，そして万が一，不幸にも塞栓症が起こってしまった時（塞栓症が疑われる時）の対処法を知っておくことは，フィラー注入を行う医師にとって必須事項です．血行の遮断は，血管内に直接フィラーが入って詰まる場合と，血管周辺からのフィラーによ

る圧迫の場合がありますが，後者はまれで，マッサージによって解除できます。

1 ハイリスクエリアと血管

塞栓の起こりやすいハイリスクエリア（図1）と，覚えておくべき主要な血管（動脈）（図2）を示します。

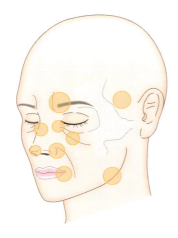

図1　ハイリスクエリア

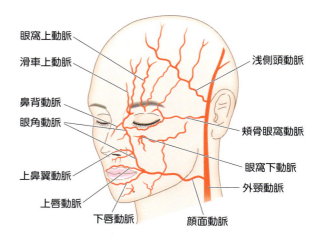

図2　主要な血管（動脈）

2つの図を並べてみると，やっかいなことに，フィラー注入が必要とされる部位に一致してリスク血管が走行しているのがわかります。例えば，眉間の縦ジワには滑車上動脈，鼻唇溝には眼角動脈が一致して走行しています。したがって，塞栓を避けるためには血管の走行だけでなく，血管の存在する層（深さ）も同時に知っておく必要があります。また，塞栓が最も起こりやすい部位（最も塞栓の症例報告が多い部位）は眉間です。滑車上動脈は，血管径が細く側副血行路に乏しいためです。

主要な血管の走行レイヤー
①滑車上動脈：皺眉筋および前頭筋上，②眼角動脈：口角挙筋の上・上唇挙筋の下（鼻唇溝付近），上唇鼻翼挙筋の内側に沿う（内眼角付近），③眼窩下動脈：骨膜上（眼窩下孔）・上唇挙筋の下，④浅側頭動脈：側頭頭頂筋膜内，⑤顔面動脈：骨膜上（下顎部）

2 動脈塞栓と静脈塞栓

動脈と静脈の塞栓では，臨床症状が異なります。

1）動脈塞栓

注入後即時，もしくは早期に症状が現れます。最も即時的なサインは，「疼痛（激痛）」と「皮膚の蒼白変化」です。結果として，失明や脳梗塞，広範囲の皮膚壊死につながることがあります。ただし，神経ブロックなどの局所麻酔を施している場合は疼痛を訴えないこともあるため，注意が必要です。また，エピネフリン入りの局所麻酔剤を使用すると，皮膚の蒼白変化がわかりにくくなる場合があります。

2）静脈塞栓

注入時には異常が見られず，しばらくしてから症状が現れます。サインとして，長引く鈍痛や浮腫，皮膚の変色（暗赤色）などが見られます。動脈塞栓ほど重篤な結果を招くことは少ないようです。

3 動脈塞栓の経過

動脈塞栓の典型的な経過は以下の通りです。

①直後：「疼痛（激痛）」と「皮膚の蒼白変化」➡②数分〜数時間：網目状のアザのような血管拡張が出現（局所の酸素不足による）➡③数時間〜数日：皮膚の変色（灰色〜黒っぽい），皮膚の潰瘍と壊死の進行（時に膿疱を伴うが，ヘルペスや感染と誤診されやすいので注意）➡④数日〜数週間：瘢痕を残して治癒

動脈塞栓は，どの部位で詰まるかによって皮膚壊死の範囲が大きく異なります。

遠位（末梢）で詰まった場合：壊死範囲は小さくてすみます（図3）。

近位（中枢）で詰まった場合：広範囲の壊死を起こします。一度の注入量が 0.1 ml 以上，高圧で注入した時に起こりやすくなります（図4）。

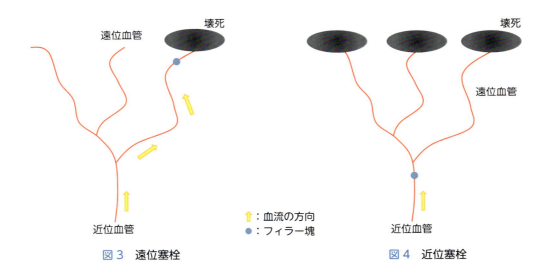

図3　遠位塞栓　　　　　　図4　近位塞栓

4 塞栓症の予防

塞栓を起こさないためにはどうすればよいか？　どんなに優れた技術で，どれだけ注意して注入を行っても，塞栓を100％回避することは不可能だといわれています。確かに，経験豊富な医師でも塞栓を起こしているケースが見られますが，本当に塞栓事故を100％回避することは不可能なのでしょうか？　これは私見ですが，そこには必ず何らかの手技的な要因が存在すると思っています。基本を心掛け，細心の注意をもってすれば，塞栓は99％避けられる合併症であると考えています。以下に予防法を示します。

塞栓の予防法：重要度の高い順に並べます。
① 血管の解剖（走行と層）を熟知する（必ず anomaly が存在することも念頭に入れておく）
② 非常にゆっくりと弱い圧で注入する（動脈圧より高い圧で注入しない）
③ 少量ずつ注入する（0.1 ml 以下）
④ シリンジの吸引テストを行い，逆血がないか確認する（リスク血管領域においては 5〜10 秒以上，相当の力でしっかり吸引する必要がある）
⑤ シリンジを引きながら注入する〔retrograde 注入法（極意 0「はじめに」参照）〕
⑥ リスクエリアへの注入においては，太い（27 G 以上）鈍針カニューレを使用する
⑦（鈍針カニューレを使用した際に）針先に抵抗を感じる場合，患者が痛がる場合は無理やり針を進めず，いったん後退させてから抵抗のない層を探し直す
⑧ 細い針の方が，太い針よりリスクが高い（細い方が血管内に刺さりやすく，また吸引テストにおいても逆流が確認されにくい）ことを理解しておく
⑨ ニードルの先をわずかに動かしながら注入する
⑩ エピネフリン入りの局所麻酔の使用を避ける（血管収縮作用により，塞栓が生じた時の白色変化がわかりにくくなる）
⑪（美容）外科手術・外傷などの既往を確認しておく（血流が乏しくなるため）

　重要なことは，とにかくゆっくり弱い圧で注入することです。また鈍針カニューレ（27 G 以上が望ましい）を使用した方が，鋭針を使用するよりはるかに安全です。鈍針カニューレは鋭針よりも浅い層に注入しにくい，細かいデザインがしにくいなどのデメリットもありますが，鈍針カニューレを自在に使いこなせるようにしておくことは，テクニックの幅も広がるため，フィラー注入を行う医師にとっては必須です。私は，基本的に鈍針カニューレを使用し，浅い層や細かい仕上げに鋭針を使用するようにしています。

5 塞栓症の治療

　塞栓を起こしてしまったら（塞栓の疑いがある場合も），あわてず落ち着いて，速やかに治療を開始しましょう。普段から治療の手順を頭の中でシミュレーションしておくとよいと思います。最も重要なことは，「塞栓かもしれない！！」ということにいかに早く気が付いて，いかに早く治療を開始するか，です。

1）塞栓の対処法
① 皮膚の蒼白化（白色化）が見られたら，すぐに注入を中止しマッサージを行う（可能であれば針をすぐに抜かず，その位置に留めたままシリンジを吸引してみる）
② 注入剤がヒアルロン酸の場合は，ヒアルロニダーゼ 200〜400 unit を注射する（塞栓は必ずしも注入した部位に一致して生じるとは限らないため，血管の走行を考慮して虚血が疑われる部位全体に注射する）。この際，血管内に注入する必要はなく，ターゲットの血管周囲に注入すればよい。1〜2 時間で血行の改善が見られなければ，再度注射する（場合によっては翌日も）。ヒアルロニダーゼにアレルギーの既往がある場合は，同時にステロイドの投与も行う
③ ホットタオルなどで温める（血管を拡張させるため）。患者には，自宅でも簡易カイロなどを使用し，虚血部位を温めるよう指示する
④ ニトログリセリン投与〔例：ニトロペン®（日本化薬社）舌下錠 0.3 mg 1T〕

⑤ニトログリセリン外用〔日本では軟膏製剤がないためテープ剤で代用。例：ニトロダーム®（ノバルティス ファーマ社，日本）TTS 25 mg〕
⑥低分子ヘパリン投与〔例：クレキサン®（サノフィ社，日本）皮下注キット2000 IU〕
⑦ PGE1（プロスタグランジンE1）製剤静注
⑧経口アスピリン投与（例：バイアスピリン錠100 mg）
⑨高圧酸素療法
⑩皮膚症状（虚血性潰瘍，壊死）に対する創傷処置

　教科書的な対処法を列挙しましたが，実際にはこれらすべてを行う必要はなく，基本は①〜③を行います。④以下は状況に応じて，というところでしょうか。皮膚科や形成外科クリニックにある薬剤で代用できるものとして，シルデナフィルクエン酸塩錠〔バイアグラ錠®（ファイザー社，日本）50 mg：血管拡張作用〕があります。また，美容クリニックで高周波温熱機器インディバ®（インディバ・ジャパン社）を導入している施設であれば，こちらも塞栓に対して効果が期待できます（温熱，血行改善，マッサージ）。完治するまで，毎日施術を行います。

　塞栓の治療は「早期発見，早期治療」が予後を左右する決め手となりますが，実際には医師が塞栓を見たことがない，経験したことがないために，「感染」「ヘルペス」「内出血」，ひどい場合は「神経質なクレーム患者!?」などと誤診されて，適切な治療がなされていないケースも少なからず，です。普段から合併症報告の文献にできるだけ目を通し，「もしや，塞栓かも？」という眼を養っておく必要があります。

　またフィラー注入を行った患者さんに対し，注入後24時間は緊急連絡が取れるよう考慮しておく必要があります。疼痛や内出血などのクレーム電話に対しても，対応をスタッフ任せにせず，必ず医師が詳しい症状を確認し，少しでも塞栓の疑いがあれば速やかに来院していただくことが患者さんの身を守る，ひいては先生方ご自身の身を守ることにつながります。当院では「内出血ができた！」というクレーム電話に対しては，写メを撮影して送っていただき，塞栓による皮膚変色ではないか確認するようにしています。話だけを聞いて，「内出血だから放っておけば，そのうち治る」と安易に患者さんの訴えを退けないようにしてください。

2）ヒアルロニダーゼについて

　ヒアルロン酸は，ヒアルロニダーゼ（ヒアルロン酸分解酵素）によって即時に溶かすことができます。もしもに備え，常に常備しておくべき製剤です。

　血管性の副作用（塞栓による虚血）が疑われた場合は，注入したヒアルロン酸と同量程度のヒアルロニダーゼを速やかに注入部位に注射しましょう。また，塞栓部位は注入部位と同じ部位とは限りません。注入部位から遠位の血管にフィラー塊が飛んで塞栓が生じることもあります。皮膚の反応などから遠位塞栓が疑われる場合は，虚血が疑わしいエリア全体にヒアルロニダーゼを打ちます。ヒアルロニダーゼは，血管内に注射しなくても毛細血管壁から吸収さ

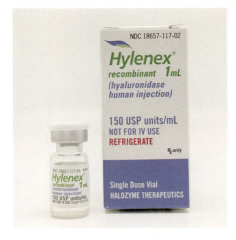

図5　Hylenex®

れ効果を発揮しますので，血管内のヒアルロン酸にも有効です．ヒアルロニダーゼは，動物由来（羊，牛）のものと，ヒト由来のものがありますが，動物由来のものはアナフィラキシーショックを起こす確率が高くなります．事前に皮内テストを行うことが望ましいのですが，緊急の場合はそのような余裕がありません．アナフィラキシーショックを念頭に置きつつ，すぐに注射しましょう．

代表的なヒアルロニダーゼとして，Hylenex® (recombinant human hyaluronidase：Halozyme 社，米国)：2005 年 FDA 承認済み（値段は高いがおすすめ），Vitrase®（羊睾丸由来）(Bausch&Lomb 社，米国)，Amphadase®（牛睾丸由来）(Amphastar Pharmaceuticals 社，米国）があります．Hylenex® は，液状で 1 バイアル中 150 unit/1 ml となっています．緊急時に生食で溶解する手間がかからず，すぐに使用できます（図 5）．

6 眼動脈塞栓による失明の機序（逆行性塞栓）と対処法

1）失明の機序

塞栓症の中でも最も重篤な結果は失明と脳梗塞です．代表例として，滑車上動脈（眉間のシワ）へのフィラー注入から失明に至る機序について述べておきます．

①滑車上動脈内に，動脈圧より高い圧でフィラーが注入されると，フィラー塊は血流の方向に逆らって流れていき，眼動脈まで到達します（図 6）．

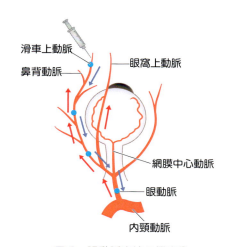

図 6　眼動脈塞栓の機序①
↑：血流の方向，↑：フィラー塊移動方向，●：フィラー塊

②注入を終え，シリンジを皮膚から引き抜くと，血管内にかかっていた圧がなくなり，眼動脈内にあったフィラー塊が血流に乗って四方八方に流れる可能性があります（図 7）．

③網膜中心動脈に詰まると失明，その他の血管では皮膚壊死，まれですが，内頸動脈までフィラー塊が達してしまうと，脳血管にフィラーが流れていき，脳梗塞が起こります（図 8）．網膜中心動脈は非常に細い血管なので，少量のフィラーでも塞栓を起こすリスクがあります．

眼動脈塞栓は，交通している遠位の血管（滑車上動脈，眼窩上動脈，鼻背動脈，眼角動脈など）どこからでも起こり得ます（図 9）．ポイントは動脈より高い圧で注入しないことです．万が一，失明が起こってしまった時の対処法を必ず覚えておいてください．ほとんどのケースでは注入直

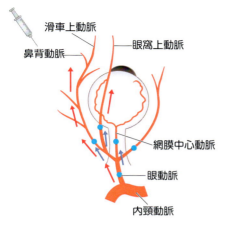 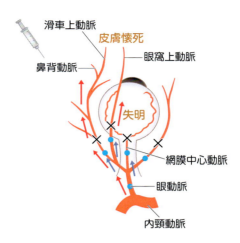

図7　眼動脈塞栓の機序②
↑：血流の方向，↑：フィラー塊移動方向，
●：フィラー塊

図8　眼動脈塞栓の機序③
↑：血流の方向，↑：フィラー塊移動方向，
●：フィラー塊

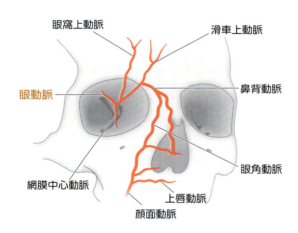

図9　眼動脈塞栓のリスク血管

後に激痛を訴え，瞬時に視力を失うようです（まれに痛みを伴わないケースも報告されています）。

2）塞栓による視力喪失時の対処法
①迅速に眼科専門医のいる高度医療機関への搬送手続きを取る（スタッフに指示）
②眼科用表面麻酔剤〔ベノキシール®（参天製薬社，日本）点眼液 0.4％〕を点眼し，表面麻酔を行う
③球後麻酔針を下眼瞼外側 1/3 のあたりから眼窩底面に沿って刺入し，眼球後面にヒアルロニダーゼを注入する（推奨 1,500 unit）（図 10）
④閉眼状態で眼球を穏やかに圧迫してマッサージする
⑤その他，並行して一般的な塞栓の対処法も行う

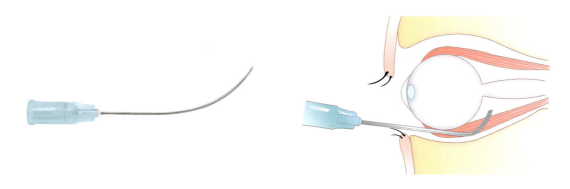

図10　ニプロディスポーザブル球後麻酔針（曲/23 G）と注入法

　視力回復のタイムリミットはわずか90分です。球後麻酔針によるヒアルロニダーゼ注射は，一度も経験がないと難しいかもしれません。視神経損傷や眼球穿孔などのリスクもあるため，できるだけ早急に眼科専門医のいる高度医療機関に，ヒアルロニダーゼとともに搬送するのがベストかと思われます。しかし，いったん塞栓を起こしてしまうと，すぐに治療を開始しても，ほとんどの場合永久に視力が失われてしまう可能性が高いのが怖いところです。

症　例

　実際に他院で塞栓症を起こし，当院を受診された患者さんのケースを紹介しておきます。
【症例】45歳，女性
　経過：3日前に頬部にヒアルロン酸（製剤不明）を某クリニックにて注入（鋭針使用）。注入時にズキンとする痛みを感じたが，激痛とまではいえない。翌日より注入部位よりも広範囲に赤みが出現。鈍痛あり。痒み，局所の熱感なし。赤みの範囲は拡大傾向にある。注入したクリニックを受診するも「アレルギー」との診断で，セレスタミン®（高田製薬社，日本）配合錠とステロイド軟膏を処方され，局所の冷却を指示されたが，冷やすと赤みが増強するため何かおかしいと感じ当院を受診。

　さて，経過と図11にたくさんの診断ポイントが含まれています（診断ポイントを赤字にしてあります）。もうおわかりですね。診断は「静脈塞栓」です。静脈塞栓は，注入後しばらく時間が経ってから，図11-aのような暗赤色の赤みが出現します。動脈塞栓に比べると痛みは軽く「鈍痛」と表現される場合が多いです。冷やすとより虚血となり，側副血行が増量するため，赤みが増強します。
　このケースでは，ただちにヒアルロニダーゼ200 unitを暗赤色部位に注射し，局所の保温とマッサージを指示しました。翌日にあまり変化が見られなかったため，さらにヒアルロニダーゼ200 unitを追加注射し，3週間後には瘢痕を残すことなく治癒しました。

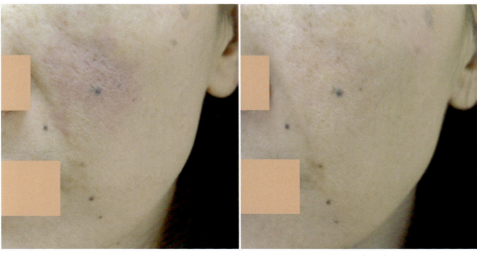

　　(a) 来院時　　　　　　　　(b) ヒアルロニダーゼ注射後 3 週

図 11 【症例】45 歳，女性

∽文　献∽

1) Funt D, Pavicic T: Dermal fillers in aesthetics: an overview of adverse events and treatment approaches. Clin Cosmet Investig Dermatol 6: 295-316, 2013
2) Pessa JE, Rohrich RJ: The central forehead. Facial Topography: Clinical Anatomy of the Face, pp13-46, Quality Medical Publishing, St. Louis, 2012
3) Bailey SH, Cohen JL, Kenkel JM: Etiology, prevention, and treatment of dermal filler complications. Aesthet Surg J 31: 110-121, 2011
4) Sclafani AP, Fagien S: Treatment of injectable soft tissue filler complications. Dermatol Surg 35: 1672-1680, 2009
5) Glaish AS, Cohen JL, Goldberg LH: Injection necrosis of the glabella: protocol for prevention and treatment after use of dermal fillers. Dermatol Surg 32: 276-281, 2006
6) Cohen JL: Understanding, avoiding, and managing dermal filler complications. Dermatol Surg 34 : S92-S99, 2008
7) 市川広太，宮坂宗男，西村正樹ほか：ヒアルロニダーゼ注射によるヒアルロン酸フィラーの分解．Skin Surgery 14 : 64-68, 2005
8) Hylenex® recombinant. Available from URL: http://www.hylenex.com/home/default.aspx (Accessed 20/10/2016)
9) Lazzeri D, Agostini T, Figus M, et al: Blindness following cosmetic injections of the face. Plast Reconstr Surg 129: 995-1012, 2012
10) Rubin AP: Complications of local anesthesia for ophthalmic surgery. Br J Anesth 75: 93-96, 1995

II

部位別注入テクニック

Facial Filler

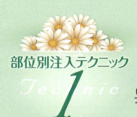

部位別注入テクニック 1

鼻唇溝（ほうれい線）への注入

ここがポイント！

鼻唇溝はフィラー注入において最もニーズの高い治療部位ですが，同時にリスクの高いエリアでもあるので，注入に際しては細心の注意を払う必要があります。鼻唇溝は，本来子どもにも存在する溝なので，完全に平らに埋めてしまうと，かえって不自然な外観になってしまいます。顔全体のバランスを見て，過矯正にならないようにしましょう。

注入のコツと注意点

鼻唇溝とは，鼻翼から口角に伸びる溝で，一般的にはほうれい線と呼ばれています。この部位は，フィラー注入において最もニーズの高い治療部位です。鼻唇溝は，複数の要因（上顎骨の骨吸収，maxillary lig. のたるみ，nasolabial cheek fat の下垂，皮膚の弾力性の低下，軟部組織のボリュームロス，中顔面の表情筋過収縮など）によって加齢とともに深く目立つようになります。

1 リスク血管

このエリアで注意すべきは，上鼻翼動脈および眼角動脈です（図1）。上鼻翼動脈は，鼻翼と鼻尖部への唯一の栄養血管であるため，ここに塞栓を生じると，鼻翼と鼻尖部の壊死が起こります。また，眼角動脈の逆行性塞栓は，失明など重大な結果を招くことがあります（極意13「合併症を回避する」参照）。

眼角動脈は，鼻翼付近においては鼻唇溝の2～3 mm 上方，口角挙筋と上唇挙筋の間を走行しています。したがって，安全な注入層は骨膜上あるいは皮下浅層です。しかし，骨膜上に入れたつもりが，針が浮いてしまうと血管内に入るリスクがあるため，骨膜上への注入は細心の注意をはらい慎重に行いましょう。

2 注入のコツ

中顔面のボリュームロスが大きい患者さんの場合は，鼻唇溝より先に中顔面の補正をした方が効率が良く，バランスのよい仕上がりになり

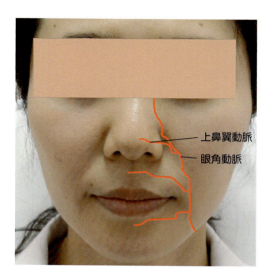

図1　注入時のリスク血管

ます。また，笑った時に上唇挙筋および上唇鼻翼挙筋の過収縮（ガミースマイル）が見られる場合，ボツリヌストキシン注射の併用が効果的です。鼻唇溝が深い場合は，深層と浅層と，異なる層に重ねて注入が必要な場合もあります（層によって異なる種類のフィラーを組み合わせることもあります）。

症　例

【症例①】39 歳，女性

　使用した製剤はレスチレン® リド（ガルデルマ社，日本）です。右側は鈍針カニューレ 30 G（27 mm）を使用し，左側は鋭針 29 G を使用しました（図 2）。完全に平らな状態にまでフィラーを注入しないのが，自然な仕上がりを得るコツです。

　左右で仕上がりに差は見られませんが，一般的に鋭針を用いた方が細かいデザインがしやすくなる一方，内出血のリスクは高くなります。鼻唇溝より外側にフィラーが入ってしまうと，余計に溝が目立ってしまうため注意が必要です。常に患者さんの表情や皮膚色の変化を観察しながら，ごくわずかに溝の内側に注入するようにします。あまり浅くに注入すると，フィラーがミミズ腫れのように浮き出てしまいます。

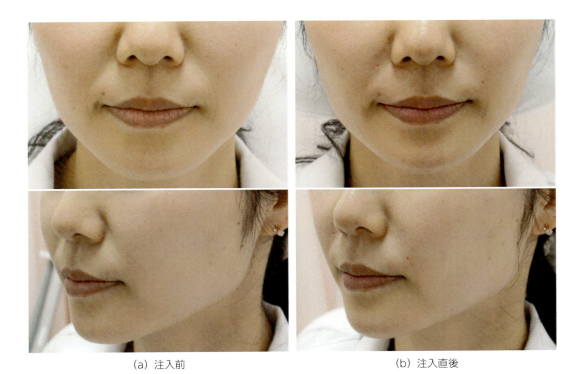

　　　　　（a）注入前　　　　　　　　　　　　　　（b）注入直後

図 2　【症例①】39 歳，女性
右側レスチレン® リド 0.3 ml（鈍針カニューレ 30 G 使用），左側レスチレン® リド 0.2 ml（鋭針 29 G 使用）

【症例②】54 歳,女性

　使用した製剤は Rediesse®(Merz 社,ドイツ)(右側 0.6 ml,左側 0.7 ml)です。注入後 4 カ月経過しても効果は十分維持できています。

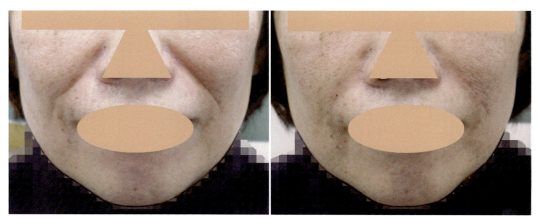

(a) 注入前　　　　　　　　　　　　(b) 注入直後

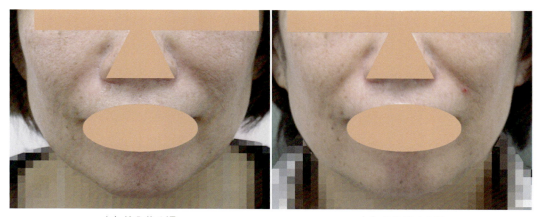

(c) 注入後 1 週　　　　　　　　　　(d) 注入後 4 カ月

図 3　【症例②】54 歳,女性,フィラー注入後の経時的変化
Radiesse® 右側 0.6 ml,左側 0.7 ml

▶ 動画をCheck！

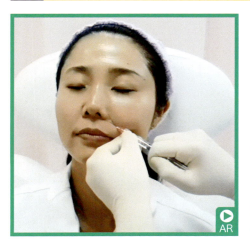

❶鋭針を使った注入例です。皮下の浅層（上唇挙筋より上）に，ゆっくりと低い圧，一定の速さで注入していきます。鼻唇溝の鼻翼付近はfanning法（極意0「はじめに」参照）で注入しています。
注入ごとにヒビテン綿花でならし揉みをし，フィラーを均等にならします。ならし揉みは塞栓の予防としても重要です。

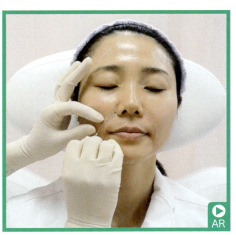

❷鈍針カニューレを使った注入例です。注入デザインに沿ってカニューレをゆっくり挿入し，さらに注入予定部位をカニューレの先端を用いて剥離しておきます。剥離操作によりスムーズに注入ができ，塞栓のリスクも減少します。

　鋭針，鈍針カニューレともに扱えるようにしておいてください。鼻唇溝が深い患者さんの場合は，骨膜と浅層の両層に注入が必要になります（骨膜上への注入手技については，極意9「近年のトレンド―少量ポイント注入でリフトアップ―」の「動画をCheck！」参照）。

∽ 文　献 ∽

1) Small R, Hoang D: Dermal Filler Procedures. pp59-66, Wolters Kluwer Health, Philadelphia, 2012
2) de Maio M, Rzany B: Injectable Fillers in Aesthetic Medicine (2nd ed). pp106-111, Springer, Heidelberg, 2014

部位別注入テクニック 2 中顔面（ゴルゴライン）への注入

> **ここがポイント！**
> ゴルゴラインが目立つようになる解剖学的機序を理解し，その過程を反転させる部位にフィラーを注入することが重要です．主として頬部の骨膜上および頬部深部脂肪にフィラーを注入し，頬の形状を回復するとともに，支持靭帯を引き上げます．

▶︎ 関連項 ▶ 極意4「頬の形を自在にデザインする」，極意12「ゴルゴライン治療の落とし穴」

ゴルゴライン（midcheek groove）の成因

nasojugal fold の延長線上に midcheek groove が加齢とともに目立ってきます．両方を合わせて，一般的にゴルゴラインと呼ばれています（図1）．

ゴルゴラインは以下の要因で目立つようになります．

1）中顔面エリアは特に骨吸収が起こりやすい部位で，比較的早期から上顎骨が後退していきます．ちょうど一番凹みやすい部位（SOOF下縁）に真性靭帯である zygomatic lig. が付着しているため，上顎骨の後退に伴い皮膚ごと内側に引き込まれていきます（図2）．midcheek groove は，SOOF（sub orbicularis oculi fat）下縁および zygomatic lig. に一致し

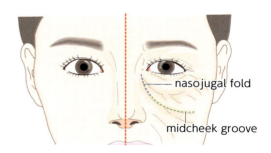

図1 中顔面のシワ

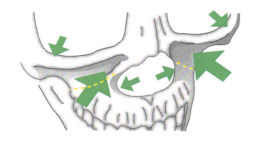
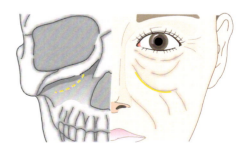

図2 zygomatic lig. とゴルゴライン
黄色破線：zygomatic lig. 付着部．黄色線：zygomatic lig. 付着部に一致してシワができる．緑矢印：骨吸収の生じやすい部位．

てできる溝です。また，zygomatic lig. は加齢とともに弛みます（特に外側）（極意1「顔面の老化プロセスを理解しよう」の「支持靱帯」の項参照）。

2）頬の丸いふくらみを形作っている深部脂肪（SOOF と deep medial cheek fat）が，加齢により減少してきます（極意4「頬の形を自在にデザインする」参照）。また，支持靱帯の弛みに伴って脂肪コンパートメントの下方への位置移動が生じます。zygomatic lig. の上方にある SOOF は，加齢とともに，上が薄く下が厚い楔形へと形状変化するため，溝をより深くする一因となります。

3）浅層脂肪は，midcheek groove を境に2つのコンパートメントに分かれています。深部脂肪だけでなく，浅層脂肪である malar fat pad も加齢とともにボリュームが減少し，これらの脂肪コンパートメントが明確に分離してしまうため，midcheek groove がより目立つ一因となります（一方，下の nasolabial fat pad の方は，加齢によるボリュームロスがあまり起こらずに下垂するため，ほうれい線が目立つ一因となります）（図3）。

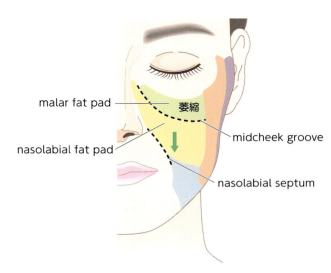

図3　頬部浅層脂肪の加齢による変化

4）眼窩内脂肪のヘルニア（baggy eye）による眼窩下縁の相対的隆起によって，中顔面がより凹んで見えるようになります。

注入のコツと注意点

中顔面（ゴルゴライン）の補正は，
①骨吸収で凹んだ上顎骨の形状を復元する
②深部脂肪のボリュームを回復することによって，頬のふっくらした丸い形状を回復する（深部脂肪のボリュームを回復することによって，同時に支持靱帯も引き上がる）
ことが必要なため，主として骨膜上および深部脂肪にフィラーを注入します。頬部を補正することにより，二次的にほうれい線も浅くなるため，ほうれい線への注入も必要な場合は，先に頬部の補正を行います（注入法および注意点については，極意4「頬の形を自在にデザインする」参照）。

> ミニ知識

▶midcheek groove（ゴルゴライン）補正の限界

midcheek grooveは，骨から皮膚までを強固に貫くzygomatic lig.に一致してできるため，上顎骨の後退に伴って皮膚ごと引き込まれていきます。midcheek grooveを目立たなくするために，主としてSOOFにフィラーを注入しますが，zygomatic lig.には伸展に限界があるため，ある一定以上のフィラーを注入してしまうと余計にmidcheek grooveが目立ってしまいます（図4）。骨の後退が著しい患者さんの場合，完全にゴルゴラインを消すのが難しい場合があります（図5）。

このように上顎骨の後退が著しい症例の場合は，これ以上フィラーを注入してもzygomatic lig.が伸びないため，ゴルゴラインの上が膨らんで余計にゴルゴラインが目立ってしまいます。この症例においては，この程度の補正が限界です。限界を見極めることが重要です。

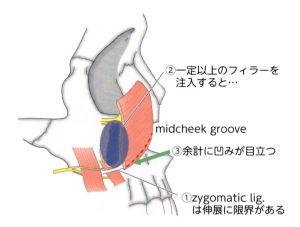

図4 midcheek groove補正の限界

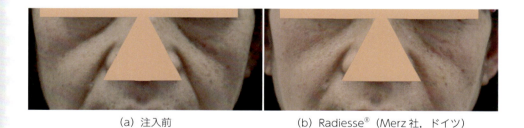

(a) 注入前　　　(b) Radiesse®（Merz社，ドイツ）3.9 ml注入後

図5 ゴルゴラインを完全に消すのが難しいケース

文　献

1) Lemaire T: Midcheek groove: anatomy and dangers. Anatomy and Volumising injections, edited by Garcia P, Master collection 2, pp118-135, E2e Medical Publishing, Paris, 2011
2) Pessa JE, Rohrich RJ: The cheek. Facial Topography: Clinical Anatomy of the Face, pp47-93, Quality Medical Publishing, St. Louis, 2012
3) Mendelson BC, Muzaffar AR, Adams WP Jr.: Surgical anatomy of the midcheek and malar mounds. Plast Reconstr Surg 110: 885-896, 2002

部位別注入テクニック 3 下眼瞼（tear trough）への注入

> **ここがポイント！**
>
> 下眼瞼（tear trough）は，フィラー注入の中でリスクも難易度も高いエリアです。美しく仕上げるコツは，フィラーを眼輪筋下骨膜上に注入し，浅い層に多量のフィラーを入れないこと，鈍針カニューレを使用して均等にフィラーを注入することです。過矯正は絶対禁忌です。また，eye bag の進行した症例では，補正に限界があります。

関連項 ▶ 極意 12「ゴルゴライン治療の落とし穴」

下眼瞼のシワの成因①―tear trough―

まず，下眼瞼～中顔面のシワについて整理しておきます。

眼窩下縁内側から，瞳孔正中線まで伸びるダークで凹んだ溝を tear trough と呼びます。これは若い人にも見られます。その延長線上の溝は palpebromalar groove と呼ばれ，加齢とともに顕著になってきます。Tear trough のやや下方に nasojugal fold，その延長線上に midcheek groove が現れます（図 1）。

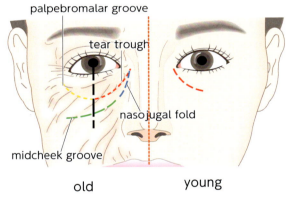

図 1　下眼瞼～中顔面のシワ

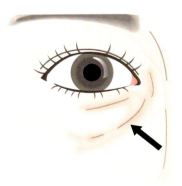

(a) tear trough

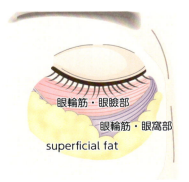

(b) 皮膚を取り除いたところ

図 2　tear trough の構造①

次に，tear troughの部分を詳しく見てみます（図2）。図2-bの紫色の部分がtear troughに相当しますが，この部位は浅層脂肪が欠如していて，皮膚のすぐ下が眼輪筋・眼窩部です。眼輪筋のさらに下は骨です（この部位の眼輪筋は，tear trough lig.を介して眼窩下縁に付着しています）。つまり，tear troughは皮膚，眼輪筋，骨の3層構造になっており，脂肪がほとんど存在しません。また，この部位の眼輪筋は，英語でviolet tintと表現される暗赤紫色をしています。その色が皮膚から透けて見えるため，tear troughが赤紫色を呈する一因となっています。

さらに浅層脂肪を取り除いたところです（図3）。tear troughとpalpebromalar grooveは，眼窩下縁に沿って，眼輪筋・眼瞼部と眼輪筋・眼窩部の境界に位置しています。tear troughは，加齢に伴う眼窩の後退と眼窩内脂肪の突出により徐々に深く目立つようになります（図4）〔加齢とともに眼窩隔膜septum（broad lig.）の線維組織が脆弱になり，眼窩内脂肪が突出しますが，眼窩隔膜によって眼窩内に保たれます〕。

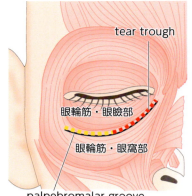

図3 tear troughの構造②
浅層脂肪を取り除いたところ。
黒線：眼窩下縁の位置

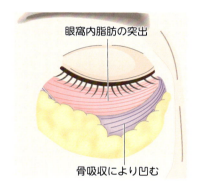

図4 tear troughが加齢により目立つ機序

下眼瞼のシワの成因②—palpebromalar groove—

tear troughより外側のpalpebromalar groove（瞳孔正中線より外側）は，若い人には見られませんが，加齢とともに目立つようになります（図5）。その理由は，主としてpalpebromalar grooveを覆っていたsuperficial fatの萎縮による消失，そしてtear troughの成因と同様，眼窩の後退および眼窩脂肪の突出，さらにorbicularis retaining lig.（以下，ORL）の弛緩によります（この部分の眼輪筋眼窩部はORLを介して眼窩に付着しています）。

ORLは外側ほどたるみやすいため，溝が深くなるとともに，ORLが下にたるむ分，溝も下方に下がってきます（図6）。

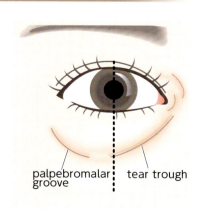

図5 palpebromalar groove

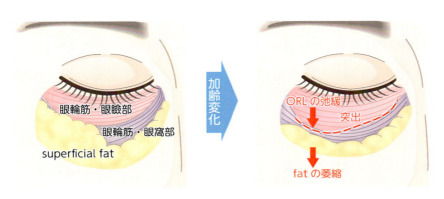

図6　palpebromalar groove が加齢により目立つ機序
皮膚を取り除いたところ。

> 📖 **ミニ知識**
>
> ORL は，詳しくは the tear trough-orbicularis retaining ligament complex という一連の2つの支持靭帯から構成されています。瞳孔正中線より内側が tear trough lig., それより外側の靭帯が ORL と呼ばれ，2枚の靭帯に分離しています。tear trough lig. は加齢に伴ってたるみにくいのですが，ORL はたるみやすいという性質があります（図7）。

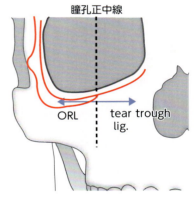

図7　the tear trough-orbicularis retaining ligament complex

注入のコツと注意点

このエリアのリスクは，内眼角付近で上唇鼻翼挙筋の内側に沿って走行する眼角動脈と眼角静脈です。眼角静脈は眼角動脈のやや外側，眼輪筋の内側に沿って走行しています。tear trough への注入において，鋭針の使用は非常に危険です。塞栓・血腫を避けるため，また，凸凹の仕上がりにならないように，注入には鈍針カニューレを使用しましょう。また，眼窩下縁より上（眼輪筋・眼瞼部）にフィラーを注入しないように注意が必要です。

術前のデザイン，注入ともに坐位（90°）で行います。カニューレの刺入点は，tear trough 延長線上の

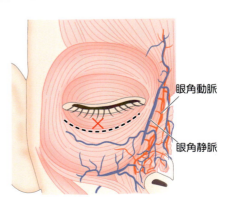

図8　tear trough への注入におけるリスク血管

眼窩下縁外側下方（1〜1.5 cm）に取ります。鈍針カニューレ（27 G・37 mm）を眼窩下縁の上縁やや下方に沿って，眼輪筋下にゆっくりと進めます（図9）。この際，正しい層にカニューレが入っていれば，針先にほとんど抵抗を感じることなくスルスルと進みます。また，患者さんもまったく痛みを感じません。少しでも針先に抵抗を感じる場合や，患者さんが痛みを訴える場合は，針の挿入層・部位が正しくないので，いったん針を抜いてやり直します。

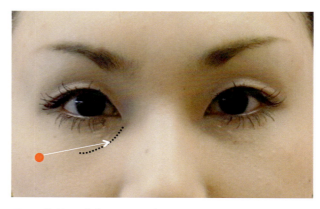

図9　術前のデザインおよびカニューレの刺入点と挿入方向

　正しい層に注入するコツは，カニューレの刺入点をガイド針で穿刺する際に，深くまで（骨膜上まで）しっかり道を作っておくことです。この操作により，容易に針を骨膜上に挿入できます。

　著者は，tear trough の補正には，吸湿性が低く，過矯正およびチンダル現象の生じにくいヒアルロン酸製剤 Teosyal® Redensity II（Teoxane 社，スイス）を使用しています。平均片側 0.2〜0.5 ml の量を必要とします。凹みの程度が大きい場合は，眼輪筋下への注入だけでは矯正不十分なため，極々微量を皮下浅層に追加注入する場合がありますが，皮下浅層へのヒアルロン酸注入は，チンダル現象や過矯正になりやすいため熟練を必要とします。注入量は 0.02〜0.05 ml までと非常に少ない量に留めます。あるいは浅層への注入には，ヒトコラーゲン製剤（Humallagen®：Regenerative Medicine International, LLC, 米国）を使用するとよいでしょう。

　tear trough の補正のために，皮下浅層に親水性の高いヒアルロン酸を注入すると，安静時には問題ないのですが，表情をつくる（筋肉が収縮する）と眼輪筋ごとヒアルロン酸が浮き出てしまいます（図10）。

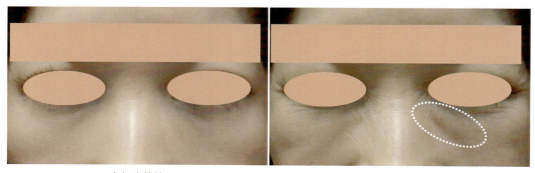

(a) 安静時　　　　　　　　　　　(b) 表情をつくった時

図10　皮下浅層にヒアルロン酸を注入した場合

症例

【症例①】28歳,女性

27 G鈍針カニューレを使用して,Teosyal® Redensity Ⅱを0.4 ml(左右0.2 mlずつ),眼輪筋下骨膜上にretrograde linear threading法(極意0「はじめに」参照)で注入しました(図11)(後掲「動画をCheck!」参照)。

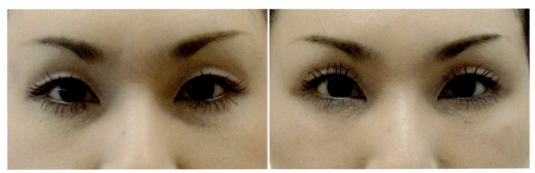

(a) 注入前 (b) 注入後4週

図11 【症例①】28歳,女性
Teosyal® Ridensity Ⅱ 右側0.2 ml,左側0.2 ml

【症例②】58歳,女性

eye bagが目立つ症例では,フィラーでの補正に限界があります。左側程度のeye bagであれば,ほぼフラットに補正することが可能ですが,右側のようにeye bagが進行してしまった症例では,脱脂などの外科的処置が必要となります。この症例では,下眼瞼のほかに頬部にもヒアルロン酸(Teosyal® Deep Lines:Teoxane社)を注入しています(図12)。

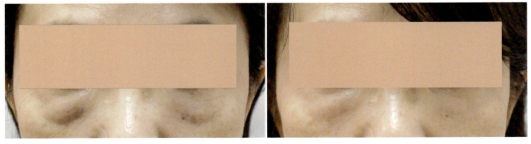

(a) 注入前 (b) 注入後4週

図12 【症例②】58歳,女性
Teosyal® Redensity Ⅱ:右側0.5 ml,左側0.5 ml,Teosyal® Deep Lines:右側0.3 ml,左側0.3 ml

One Point アドバイス

tear trough の補正に適したヒアルロン酸製剤，Teosyal® Redensity II は，架橋ヒアルロン酸と非架橋ヒアルロン酸の混合物に，アミノ酸，抗酸化剤，ミネラル，ビタミンとリドカインを含んだ製剤です。Teosyal® Redensity II は吸湿性が低いため，注入後に目元の浮腫，およびチンダル現象が起こりにくいという特性があります。tear trough の補正には大変使いやすい製剤ですが，やはり浅層に多く注入すると浮腫やチンダル現象が起こります。

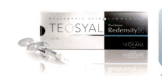

低い吸湿性
最小限の浮腫リスク，チンダル現象なし

ヒアルロン酸
15 mg/g
架橋ヒアルロン酸と非架橋ヒアルロン酸の混合物

8 種類のアミノ酸
3 種類の抗酸化剤
2 種類のミネラル
1 種類のビタミン
リドカイン 0.3%

図 13　Teosyal® Redensity II

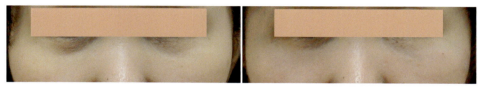

(a) 注入前　　　　　　　　(b) 注入後 3 カ月

図 14　患者：39 歳，女性

Teosyal® Redensity II 右側 0.3 ml，左側 0.3 ml。注入後 3 カ月経過しても，チンダル現象は見られない。また，Teosyal® Redensity II の美肌成分により，肌のキメや小ジワの改善も得られている。

One Point アドバイス

目元の浅い小ジワには，ヒトコラーゲン製剤（Humallagen®）を使用するとチンダル現象や浮腫が起こりません。しかし，ヒトコラーゲン製剤には溶解剤がないため，過剰注入するとミミズ腫れになってしまいますので，注意が必要です。注入は ferning 法（極意 0「はじめに」参照）にて行います。

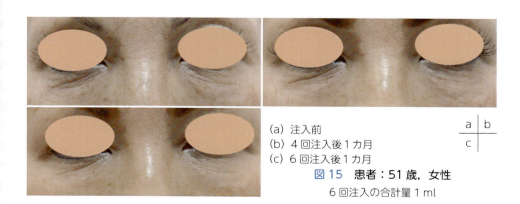

(a) 注入前
(b) 4 回注入後 1 カ月
(c) 6 回注入後 1 カ月

a	b
c	

図 15　患者：51 歳，女性
6 回注入の合計量 1 ml

動画をCheck！（症例①）

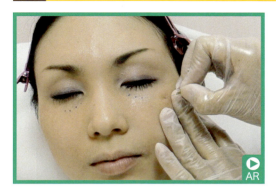

❶カニューレの刺入点をガイド針で穿刺します。ガイド針が骨膜に触れるまで針を刺し，そこからtear troughの方向に向かって，しっかりと道を作っておきます。この操作により，カニューレを容易に骨膜上に挿入できます。

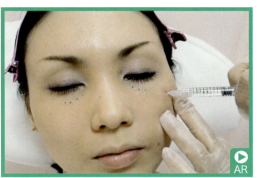

❷鈍針カニューレを骨膜に沿って，ゆっくりとデザインの方向に挿入します。針を挿入したら，軽く針先を持ち上げ，皮膚から針先が透けて見えないか確認します。針先が透けて見える場合は，挿入層が浅すぎます。Retrograde linear threading法で，皮膚の盛り上がり具合を確認しながら，ゆっくりと均等に注入します。

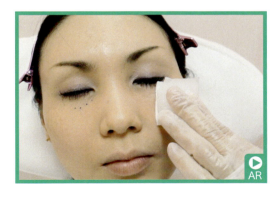

❸注入後は，アイスパックで3分程度圧迫します。

∞ 文 献 ∞

1) Lemaire T: Infraorbital area: anatomy and dangers. Anatomy and Volumising Injections, edited by Garcia P, Master collection 2, pp66-75, E2e Medical publishing, Paris, 2011
2) Wong CH, Hsieh MK, Mendelson B: The tear trough ligament: anatomical basis for the tear trough deformity. Plast Reconstr Surg 129: 1392-1402, 2012
3) Wong CH, Mendelson B: Facial soft-tissue spaces and retaining ligaments of the midcheek: defining the premaxillary space. Plast Reconstr Surg 132: 49-56, 2013

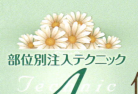

側頭部（こめかみ）への注入

ここがポイント！

浅側頭静脈は，皮膚の上から透けて見えます。浅側頭動脈は浅側頭静脈に並走していますので，目視できる血管をしっかりと確認し，避けて針を刺入するようにします。骨膜上への注入は，軽く針先を骨膜に当てて，その位置でしっかりと針先を固定し，注入している間に針の位置が浅くならないように注意しましょう。また，loose areolar tissue 層への注入時は，フィラー注入前に鈍針カニューレの先端を使って，注入予定部位を剥離しておくとスムーズに注入が行え，注入後も凸凹になりにくく仕上がりがキレイです。注入層を間違えないようにしましょう。

▶▶ 関連項 ▶ 極意5「側頭部（こめかみ）と顎は小顔のキーポイント」，極意6「瓢箪型フェイスを逆卵型フェイスに」

注入のコツと注意点

側頭部（こめかみ）は加齢の影響を受けやすい部位で，側頭筋の委縮，脂肪の減少によって比較的早い年代から凹んできます（図1）（極意5「側頭部（こめかみ）と顎は小顔のキーポイント」参照）。

このエリアで注意すべきリスク血管は，浅側頭動脈，頬骨眼窩動脈，中側頭動脈の3つです（図2）。

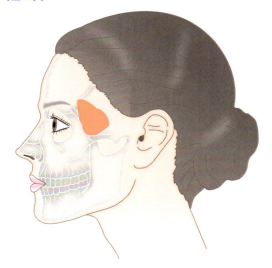

図1　側頭部の加齢による変化

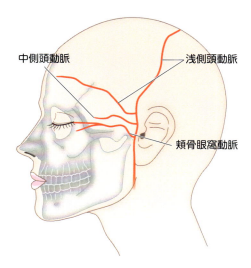

図2　側頭部のリスク血管

浅側頭動脈・頬骨眼窩動脈は側頭頭頂筋膜内，中側頭動脈は深側頭筋膜内を走行していますので，安全な注入層は3つあります。

①pericranium（骨膜上）…手技が最も簡便で凸凹になりにくく，仕上がりもキレイですが，フィラーの量が多く必要となります。片側におよそ0.3～1.0 ml の注入量を必要とします。

②loose areolar tissue（深側頭筋膜と側頭頭頂筋膜の間の疎な結合織）…フィラーの量は少なくてすみますが，凸凹になりやすいという欠点があります。また，こめかみの凹みの程度が大きいと，この層への注入だけでは不十分です。正しい層に入れることが大切です。あまり抵抗がなくスルスルと針が挿入できる層が loose areolar tissue です。針先の抵抗が大きい場合は無理に針を進めず，いったん抜いてやり直ししてください。

③subcutaneous tissue（皮下浅層）…直後はかなり凸凹になります。あまりおすすめの注入層ではありません。

慣れるまでは①のみ，慣れてくれば①＋②の2層に注入すれば，より少ないフィラーの量で補正が可能です。

症 例

【症例】38歳，女性

まず最初に27G鋭針を使用して，Radiesse®（Merz社，ドイツ）を骨膜上に右側0.5 ml，左側0.4 ml 注入しました。骨膜までの距離が長いため，長めの針（19 mm）を使用します。加えて，27G鈍針カニューレ（37 mm）を用いて loose areolar tissue の層に左右とも0.3 ml ずつ注入しました。注入直後は少し凸凹しますが，数日で平らに馴染みます（図3）。

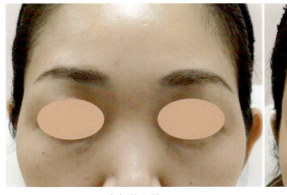
(a) 注入前

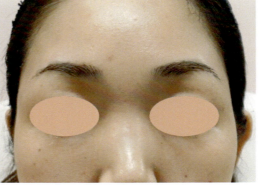
(b) 注入後1カ月

図3 【症例】38歳，女性
Radiesse® 右側 0.8 ml，左側 0.7 ml

▶ 動画をCheck！

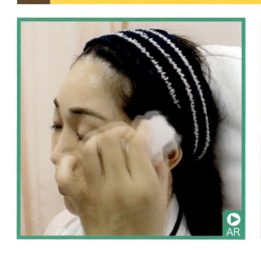

❶骨膜上への注入：透けて見える血管を避け，凹みの大きい部位に，針先が骨膜に当たるまでゆっくり針を刺入します。左手でシリンジをしっかりとホールドし，逆血がないか確認してからゆっくりと bolus 法（極意0「はじめに」参照）で注入します。

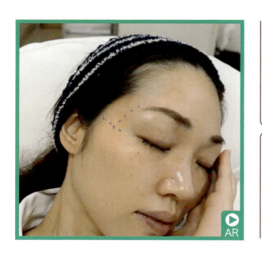

❷loose areolar tissue への注入：27 G 鈍針カニューレの針先を用いて，注入予定部位をあらかじめ剥離しておきます。カニューレが抵抗なく進む層です。それから，retrofanning 法（極意0「はじめに」参照）で均一に注入します。注入後は，ヒビテンを含ませた綿花でならし揉みをして，平らに馴染ませます。

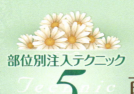

部位別注入テクニック 5 前額部への注入

> **ここがポイント！**
>
> リスク血管・神経の位置と注入層を意識しながら，ゆっくり丁寧に注入します。安全な層は前頭筋下・骨膜上です。カニューレを挿入する層が浅すぎると，カニューレ刺入時の抵抗も大きく，患者さんも痛がります。また，神経に触れると頭の上までピリピリとした刺激感を感じます。その場合は無理して針を進めずに，いったん針を抜いてから，改めて層を意識しながら入れ直しましょう。額は多少凸凹に注入しても，マッサージで平らにならすことが可能です。

関連項 極意7「フィラーで顔の表情ジワをのばそう」

注入のコツと注意点

　前頭骨も選択的骨吸収の起こりやすい部位ですが，特に，額を水平に3分割した中央部分が凹み，額の滑らかさが失われます（図1）。フィラーはこの中央部分を中心に注入し，額の形状を整えるのがコツです。額の輪郭形成には，Radiesse®（Merz社，ドイツ）もしくは中〜高度粘性のヒアルロン酸製剤が適しています。

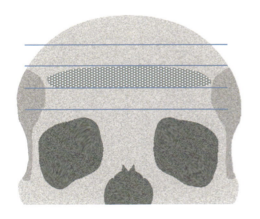
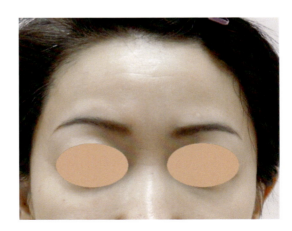

図1　顔の加齢による変化

このエリアで注意すべきは、眼窩上および滑車上動静脈・神経です（図2）。これらの損傷を避けるため太めの鈍針カニューレを用い、刺入点を瞳孔正中線より外側に取り、前頭筋下に注入します。

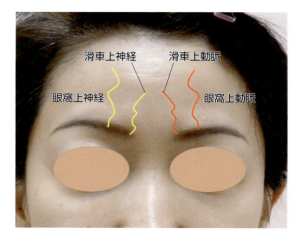

図2 リスク血管と神経

症 例

【症例】42歳，女性

25 G鈍針カニューレ（50 mm）を使用して、Radiesse® を3.0 ml（左右1.5 mlずつ）前頭筋下に注入しました。注入直後は凸凹しますが、1〜2週間程度で平らに馴染みます（図3）。患者さんには、平らに馴染むまで1日2〜3分程度マッサージをしていただくように指示します（マッサージをしなくても自然に馴染みますが、マッサージをした方が早くなじみます）。

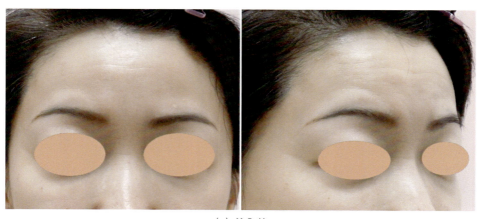

(a) 注入前

図3 【症例】42歳，女性

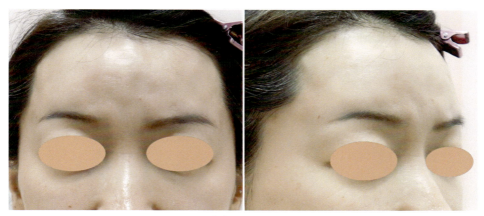

(b) 注入直後

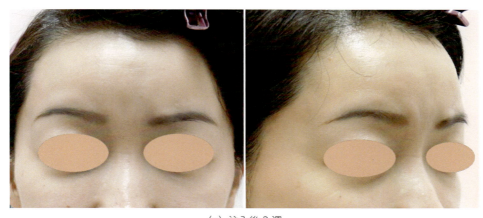

(c) 注入後 3 週

図 3 【症例】
Radiesse® 右側 1.5 ml,左側 1.5 ml

部位別注入テクニック 5　前額部への注入

▶ 動画をCheck！

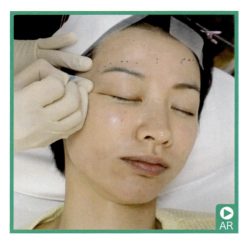

❶眉毛外側上に刺入点を取ります。25G鈍針カニューレ（50 mm）を前頭筋下にゆっくり挿入し，retro-fanning法（極意0「はじめに」参照）で注入します。注入後は，ヒビテンを含ませた綿花でならし揉みをして，平らに馴染ませます。

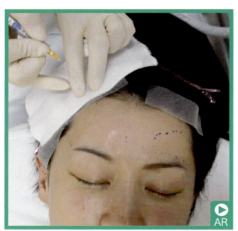

❷額生え際（瞳孔正中線より外側）に刺入点を取り，追加注入します。額中央付近はハイリスクエリアです。少しでも抵抗がある場合は，無理に貫通させないようにしましょう。

∞ 文　献 ∞

1) Dermatology Times: Fillers correct volume loss to forehead. Available from URL: http://dermatologytimes.modernmedicine.com/（Accessed 10/9/2016）
2) de Maio M, Rzany B: Injectable Fillers in Aesthetic Medicine (2nd ed). pp70-74, Springer, Berlin Heidelberg, 2014

部位別注入テクニック 6 側頬部への注入

> **ここがポイント！**
> 深層に注入しない，そして頬骨弓（顔の最大幅）を超えて注入しない（凸の膨らみにしない，皮膚がフラットになる程度の補正に留める）ことです．入れすぎると，顔が大きく見えてしまいます．また，注入前にカニューレの先端で注入部位をしっかり剥離しておくと，注入後に凸凹しにくくなります．

▶▶ 関連項 ▶ 極意6「瓢箪型フェイスを逆卵型フェイスに」

注入のコツと注意点

加齢により，顔側面，頬骨弓の下が三角形に凹んできます．あまり動かない・たるみにくい顔側面の浅層には，あまり重要な構造物がないため，深いところにフィラーを入れない限り安全性が高く，手技も比較的容易です（図1）．

側頬部（lateral face）は，側頭部同様，鈍針カニューレで容易に剥離できる皮下浅層の疎な結合織層（subdermal loose tissue）にフィラーを注入します（図2）．

側頬部形成には，Radiesse® もしくは中〜高度粘性のヒアルロン酸製剤が適しています．

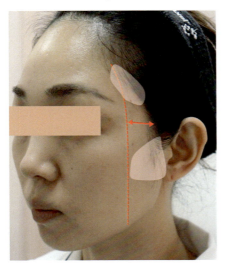

図1 lateral face＝あまり動かない・たるみにくい場所（矢印）
眼窩外側縁より垂直に下ろした線（破線）の外側のこと．側頭部・側頬部が加齢により凹む（ピンク色の部分）．

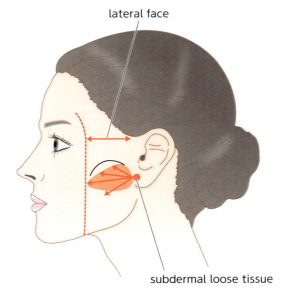

図2 側頬部への注入

症例

【症例】38 歳，女性

27 G 鈍針カニューレを使用して，Radiesse®（Merz 社，ドイツ）を右側 0.6 ml，左側 0.5 ml，subdermal loose tissue に注入しました（図 3）。

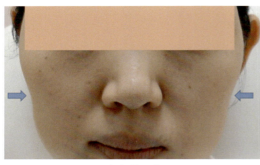

(a) 注入前　　　　　　　　　　　　(b) 注入後 1 カ月

図 3 【症例】38 歳，女性
Radiesse® 右側 0.6 ml，左側 0.5 ml

▶ 動画をCheck！

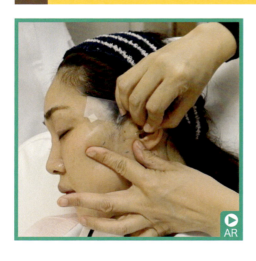

- フェイスライン外側に刺入点を取ります。27 G 鈍針カニューレを subdermal loose tissue に挿入し，注入予定部位を剥離します。剥離後，retro-fanning 法（極意 0「はじめに」参照）で注入します。注入後は，ヒビテンを含ませた綿花でならし揉みをして，平らに馴染ませます。

部位別注入テクニック 7 下顎部（顔面下 1/3）への注入

> **ここがポイント！**
>
> フィラーによる下顎部形成のポイントは，①靭帯で固定された間の下垂部分にフィラーを注入しないこと，②骨吸収により失われたボリュームと形状を回復し，美しい顎を形成すること，③マリオネットライン（labiomandibular fold）を目立たなくすること，④W型のjawlineを滑らかにすること，です。特に高齢者では，顔面の下1/3領域のボリュームと形状をしっかりと回復することが，バランスの良い仕上がりへのキーポイントとなります。

▶▶ 関連項 ▶ 極意5「側頭部（こめかみ）と顎は小顔のキーポイント」，極意8「高齢者は下顎部（顔面下1/3）が若返りのキーポイント」

～注入のコツと注意点～

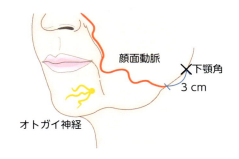

図1　下顎部エリアのリスク

　下顎角より3cm内側の骨膜上に顔面動脈が走行しているため，このエリアの深部には針を刺さないように注意が必要です。この部位の顔面動脈は触診にて触知することができます。下顎骨全面のオトガイ神経エリアも，深部に針を刺さないようにしましょう（図1）。

1　顎（頤部）の形を整える

1）鋭針を使用する方法

　下顎部の正中から鋭針をゆっくり骨膜上まで刺入し，bolus法（極意0「はじめに」参照）にて注入します（図2）。症例によっては，retrograde・bolus法（極意0「はじめに」参照）にて，マルチレイヤーに注入する場合もあります（図3）。左右非対称にならないように，顎（オトガイ部）の形状を目視しながら，針先を微調整して注入しましょう（図4）（後掲「動画をCheck！❶」参照）。

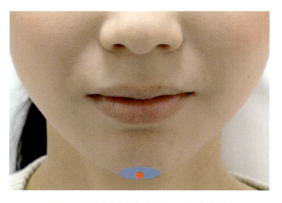

図2 顎（オトガイ部）への注入法
● ：刺入点, ⬭ ：フィラー注入部位

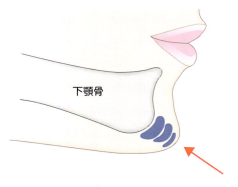

図3 顎（オトガイ部）への注入法（マルチレイヤー注入）

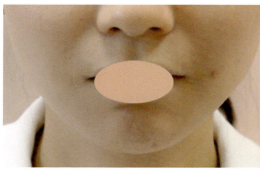

（a）注入前

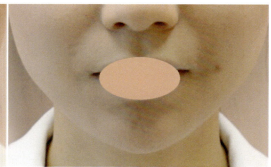

（b）注入後7日

図4 注入例：28歳，女性（鋭針使用）
Radiesse® (Merz社，ドイツ) 0.5 ml

2）鈍針カニューレを使用する方法

顎の低形成により，多くの注入量を必要とする場合は，鈍針カニューレを使用し，広範囲・マルチレイヤーにフィラーを注入して顎の形を整えます（図5，6）（後掲「動画を Check！❷」参照）。

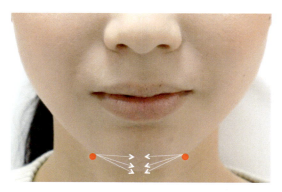

図5 顎への注入法（鈍針カニューレ使用）
● ：カニューレ刺入点

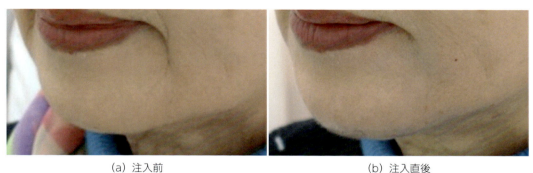

(a) 注入前　　　　　　　　　　　　(b) 注入直後

図6　注入例：77歳，女性（鈍針カニューレ使用）
Radiesse® 0.45 ml

2 jawline を整える

W型の jawline を滑らかに整えるのが仕上がりの目標デザインとなります（図7，8）。

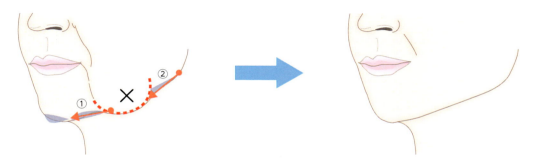

図7　理想とされる仕上がりデザイン
✕：フィラーを注入してはならない部位，●：カニューレ刺入点

① jawline の前方エリア

刺入点より骨膜上にカニューレを刺入し，retrograde linear threading 法（極意0「はじめに」参照）にてフィラーを注入します。顎先と同様に，症例に応じてマルチレイヤーに注入する場合もあります（後掲「動画を Check！❸」参照）。

② jawline の後方エリア

このエリアは骨膜上に顔面動脈が走行しているため，骨膜上への注入は危険です。浅めのloose tissue 層に注入しましょう。手技は前方エリアと同様です。靱帯で固定された間の下垂部分（図7：✕印）には，フィラーを注入しないように注意が必要です。注入後はマッサージをして，jawline を滑らかに整えます（後掲「動画を Check！❹」参照）。

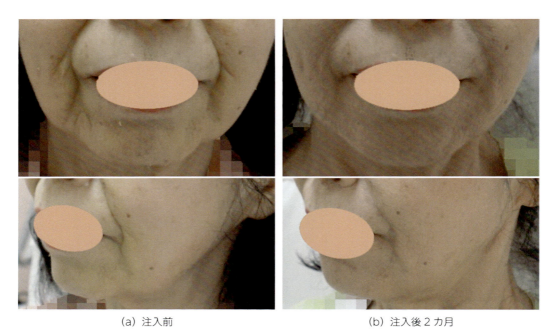

(a) 注入前　　　　　　　　　　　　(b) 注入後 2 カ月

図 8　注入例：72 歳，女性

3 マリオネットラインを浅くする

1) 基本となる注入法

マリオネットラインの下縁にカニューレの刺入点をとり，カニューレの先端を用いて注入予定部位の皮下浅層を剥離しておきます（図 9）。この剥離操作により，フィラーが凸凹せず均等に馴染みやすくなります。また，剥離操作による創傷の治癒機転により線維化が促進され，長期的に浅い小ジワの改善が期待できます。fanning 法にて，注入する量を外側ほど多く，内側ほど徐々に少なく加減して，マリオネットラインが自然に平らになるようにします。注入後はならし揉みをして，なじませます（後掲「動画を Check！❺」参照）。

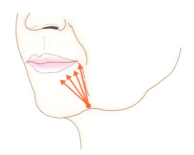

図 9　マリオネットラインへの注入①
●：カニューレ刺入点

2) マリオネットラインが深い，シワが多い場合（高齢者など）の注入法

1)の注入（赤色）に加え，図 10 に示した部位（青色）に fanning 法にて追加注入をします〔cross-haching 法（極意 0「はじめに」参照）〕。これにより，マリオネットライン領域の皮膚に張りを出すことができます（図 11）。マリオネットライン領域への注入

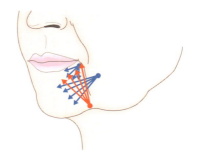

図 10　マリオネットラインへの注入②
●：カニューレ刺入点，●：追加注入のカニューレ刺入点

には，コラーゲン誘導作用を有するRadiesse®，あるいは組織へのなじみが良いヒアルロン酸〔Teosyal® RHA 2（Teoxane社，スイス），レスチレン® リド（ガルデルマ社，日本），ジュビダームビスタ® ウルトラ（アラガン・ジャパン社）など〕が適しています（後掲「動画をCheck！❻」参照）。

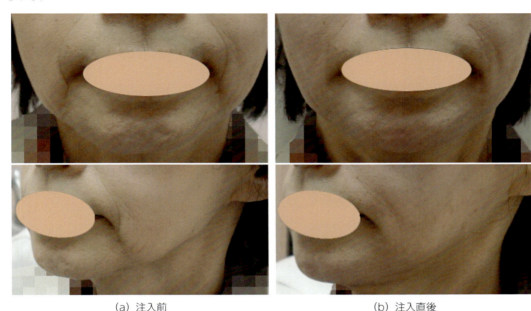

(a) 注入前　　　　　　　　　　　　　　(b) 注入直後

図11　注入例：54歳，女性

🙂 One Point アドバイス

　鈍針カニューレを用いて皮下を広範囲に剥離し，そこにフィラーを薄く注入することによって，剥離操作による創傷治癒機転と注入したフィラーの相乗効果で，皮下の線維化が促進され，長期的にスキンタイトニング効果が得られます。口元周辺の細かいシワには，フィラーを直接注入しなくとも，この方法によりシワの改善が得られます。また，フィラーそのものにコラーゲン産生促進作用があるRadiesse®を使用すると，より高いスキンタイトニング効果が期待できます。

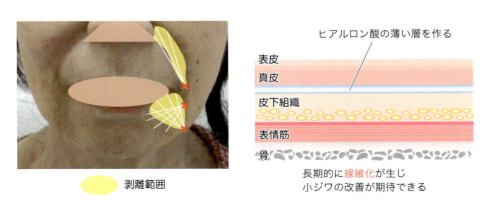

剥離範囲

ヒアルロン酸の薄い層を作る

表皮
真皮
皮下組織
表情筋
骨

長期的に線維化が生じ
小ジワの改善が期待できる

Ⅱ　部位別注入テクニック

▶ **動画をCheck！**

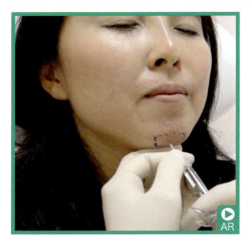

❶鋭針を使用した注入例です。下顎部正中より針（25G）を刺入し，針先が骨膜に触れるまでゆっくりと針を刺入します。左右非対称にならないように，顎の形状を目視しながら，ゆっくりとretrograde・bolus法にてマルチレイヤーに注入します。注入後はマッサージをして形を整えます。

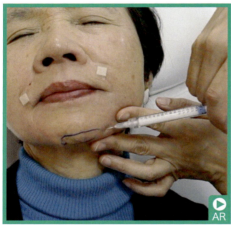

❷鈍針カニューレを使用した注入例です。刺入点よりカニューレを骨膜上に沿って刺入し，retrograde linear threading法にて注入します。高齢者で，顎のシワを伸ばし皮膚に張りを出したい場合は，さらに浅い層にも注入します。注入後はマッサージをして形を整え，フィラーをなじませます。
※顎の形成に適した製剤：Radiesse®，および高粘性・高弾性のヒアルロン酸製剤〔Cleviel Contour®（Aestura社，韓国），Teosyal® Ultimate（Teoxane社），ジュビダームビスタ®ボリューマXC（アラガン・ジャパン社）など〕

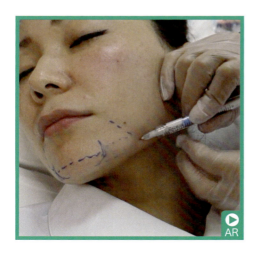

❸jawlineの前方エリア：カニューレを骨膜に沿ってゆっくり刺入します。Retrograde法にてゆっくりフィラーを注入し，ならし揉みをして形状を整えます。坐位でjawlineの形状を確認し，必要に応じて追加注入を繰り返します（マルチレイヤーに注入する場合もあります）。

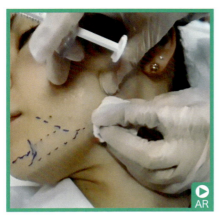

❹jawline の後方エリア：赤色×印は顔面動脈の走行部位です。ここは，深いところに針を刺入するのは危険ですので，浅層の loose tissue 層に注入します。少量注入したらマッサージをしてならし，坐位にて jawline の形状を確認します。jawline が滑らかに整うまで，注入とマッサージを繰り返します。

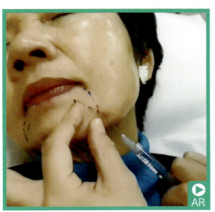

❺27G 鈍針カニューレを用いて，注入予定部位の皮下を十分に剥離します。fanning 法にてフィラーを注入しますが，溝の深いところには注入量を多く，内側にいくほど少なく加減し，マリオネットラインが滑らかにフラットになるようにします。注入後は，ヒビテン綿花を用いてならし揉みをします。

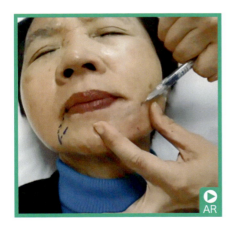

❻❺と垂直方向に，マリオネットライン外側より fanning 法にて皮下にフィラーを注入します。❺よりも注入量は少なめに，フィラーを薄く皮下に敷くイメージです。

Ⅱ 部位別注入テクニック

∞ 文　献 ∞

1) Kontis TC, Lacombe VG: Filler injection for chin augmentation. Cosmetic Injection Techniques, pp160-163, Thieme Medical Publishers, New York, 2013
2) Small R, Hoang D: Dermal Filler Procedures. pp67-75, Wolters Kluwer Health, Philadelphia, 2012

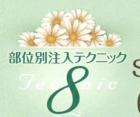

部位別注入テクニック 8
sunken upper eyelids（くぼみ眼）への注入

> **ここがポイント！**
> 坐位の開眼時（デザイン時）と仰臥位の閉眼時（注入時）では，くぼみの位置がずれてわかりづらくなります．慣れるまでは，少量注入するごとに坐位に戻し，注入位置がずれていないか確認することが大切です．また，過矯正は禁物！ 閉眼時にフィラーが浮き出ない程度の修正に留めるのがコツです．

注入のコツと注意点

遺伝的素因，加齢，上眼瞼手術による過剰な脱脂などによって上眼瞼が落ち込み，いわゆるsunken upper eyelids（くぼみ眼）と呼ばれる状態になります（図1）．

上眼瞼の皮膚は非常に薄く，過剰なフィラーの注入は浮腫・凸凹の原因となります．注入におけるリスクは，滑車上動脈・神経，眼窩上動脈・神経です（図2）．いずれも血管内にフィラーが入ると，逆行性塞栓による失明のリスクがありますので，注入には必ず鈍針カニューレを使用し，ゆっくり注入するようにします．また，トラブル時にフィラーが溶解できるように，必ずヒアルロン酸製剤を使用しましょう．

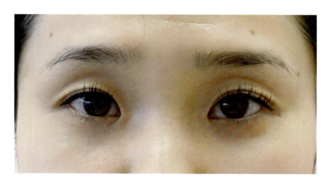

図1　sunken upper eyelids（くぼみ眼）

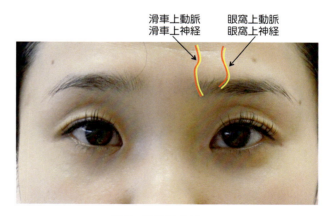

図2　注入時のリスク

症例

【症例】39 歳,女性

　使用した製剤は Teosyal® RHA 1(Teoxane 社,スイス)です。30 G の鈍針カニューレ(27 mm)を使用し,片側 0.15 ml ずつ注入しました。注入から 2 カ月後に右側のみ 0.1 ml 追加注入しました(図 3)。

　注入前のデザインは必ず坐位・開眼(正面視)で行います。注入は仰臥位・閉眼で行いますが,施術の途中で坐位に戻し,仕上がり具合をその都度確認しながら少量ずつ足すようにします。注入後は軽くマッサージをして馴らし,アイスパックで 5 分程度冷やします。

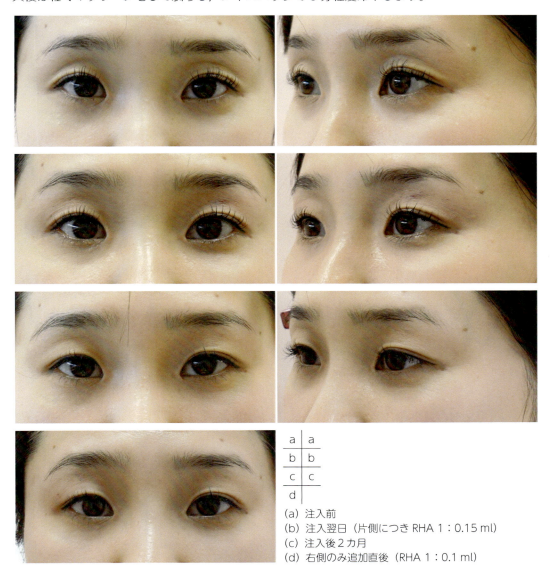

(a) 注入前
(b) 注入翌日(片側につき RHA 1:0.15 ml)
(c) 注入後 2 カ月
(d) 右側のみ追加直後(RHA 1:0.1 ml)

図 3 【症例】39 歳,女性

▶ 動画をCheck！

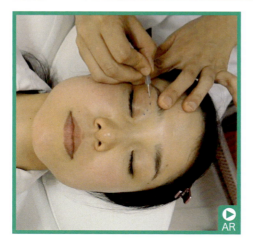

❶上眼瞼は長さとカーブがあるため，内側と外側に分けて注入しています．まず内側の注入です．刺入点は，安全のため必ず瞳孔正中線より外側に取ります．刺入点からカニューレを挿入し，デザインに沿って極少量ずつ注入します．

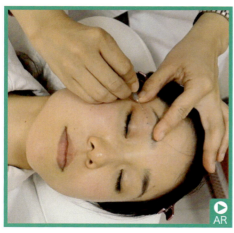

❷次に外側半分の注入を行います．内側同様，デザインに沿って極少量ずつ注入します．すでに注入済みの内側とスムーズにつながるように注入します．

∞ 文　献 ∞

1) Kontis TC, Lacombe VG: Filler injection for sunken upper eyelids. Cosmetic Injection Techniques, pp131-133, Thieme Medical Publishers, New York, 2013
2) de Maio M, Rzany B: Injectable Fillers in Aesthetic Medicine (2nd ed). pp80-83, Springer, Heidelberg, 2014

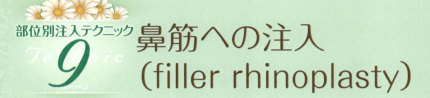

部位別注入テクニック 9 鼻筋への注入 (filler rhinoplasty)

ここがポイント！

インプラントを使用しなくても，フィラーで鼻筋を通したり (filler rhinoplasty)，鼻の形を形成したりすることができます。短時間・低侵襲で高い満足度が得られる反面，塞栓事故の多い場所なので，細心の注意と技術が必要です。また，くり返しの注入やフィラー製剤によっては鼻柱が太くなってしまうことがあります。

注入のコツと注意点

東洋人は，鼻にコンプレックスを抱いている人が多く，フィラーで鼻筋を通す施術はいわゆるプチ整形として人気ですが，同時に塞栓による失明事故が最も多く発生している部位です。

1 リスク血管

このエリアで注意すべきは，眼角動脈の枝である鼻背動脈および上鼻翼動脈です（図1）。鼻背動脈から逆行性に眼動脈塞栓を起こす可能性があります（極意13「合併症を回避する」参照）。また，上鼻翼動脈は，鼻翼と鼻尖部への唯一の栄養血管であるため，ここに塞栓を生じると，鼻翼と鼻尖部の壊死が起こります。

2 注入時のデザイン

鼻翼軟骨間角付近にカニューレ刺入点を取り（図2），鼻尖部から上眼瞼縁付近までの正中線上を注入範囲とするのが最も日本人に好まれる一般的なデザインです（図3）。西洋人的な鼻を好む場合は，若干上方まで注入範囲を伸張します。

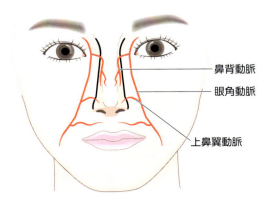

図1　注入時のリスク血管

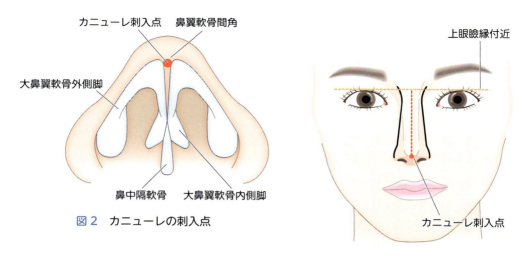

図2 カニューレの刺入点

図3 鼻筋を通すデザイン

3 注入手技

　カニューレ刺入点に少量のキシロカインを注射し，局所麻酔をします。ガイド針にてカニューレ刺入点を開け，25 G 鈍針カニューレ（50 mm）を皮下深層，骨膜上付近にゆっくり挿入します。異常な抵抗を感じた場合は，針先を無理に進めないようにすることが事故防止のため重要です。カニューレ先端が注入予定部位に達したら，retrograde 法（極意0「はじめに」参照）にてフィラーが途切れないように一定の圧とスピード（ゆっくり）で，鼻尖部までフィラーを注入していきます（図4）。この時，正中から位置がずれないように注意が必要です。

　注入後に，指先で形を整えます。最初は控え目に注入し，坐位で患者さんに仕上がりを確認後，足りなければ再度追加注入を行います。

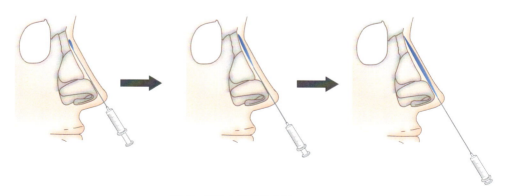

図4 鼻筋を通す注入法

症 例

【症例①】38歳,女性

　Radiesse®(Merz社,ドイツ)を0.3 ml注入しました。鼻筋を通すと,鼻翼もスッキリと引き締まって見えるようになります(図5:ななめ側面)。

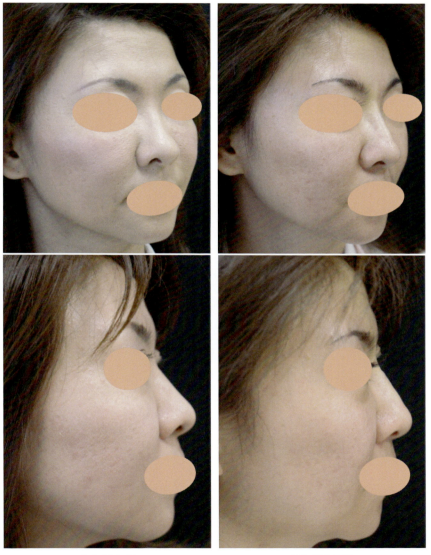

(a) 注入前　　　　　　　　　(b) 注入直後

図5 【症例①】38歳,女性
Radiesse® 0.3 ml

【症例②】38 歳，女性

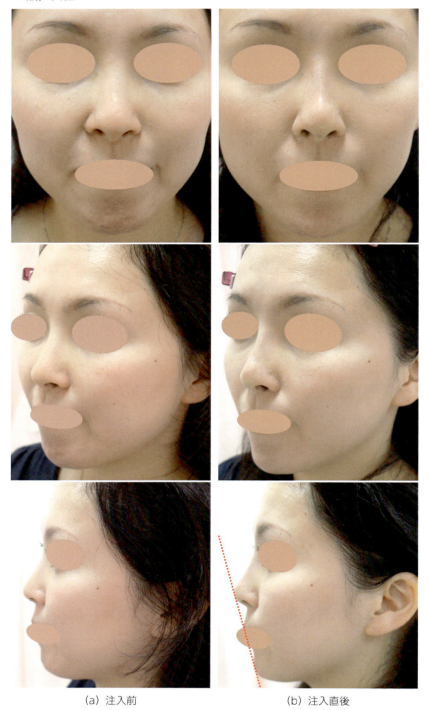

(a) 注入前　　　　　　　　　(b) 注入直後

図 6 【症例①】38 歳，女性
Cleviel Contour® 0.3 ml（顎にも 0.7 ml 注入）

Cleviel Contour®（Aestura 社，韓国）を 0.3 ml 注入しました。鼻筋を通すと，鼻翼の幅も狭くなります（図 6：正面）。また，理想とされる E-ライン（鼻尖部と顎の先端を結んだライン上に口唇が軽く触れる程度）が形成されるように，顎にも Cleviel Contour® を 0.7 ml 注入しました。E-ラインを整えると，横顔が非常に美しく見えるようになります（図 6：側面）。

One Point アドバイス

現在のところ，鼻筋を通すのに適したフィラー製剤は，粘性・弾性に富んだ Radiesse®（カルシウムハイドロキシアパタイト製剤）（Merz 社，ドイツ）と Cleviel Contour®（ヒアルロン酸）（Aestura 社，韓国）です。Radiesse® は，世界的に filler rhinoplasty に頻用されており，仕上がりは良いですが，溶解剤がないため塞栓事故の報告も多く，上級者向きの製剤といえます。Cleviel Contour® は高濃度・高密度（HA 50 mg/ml）のヒアルロン酸製剤で，注入後，横に広がることなく形を維持することができます。また吸水性も少ないため，後から膨らんで鼻柱が太くなるということもありません。

▶ 動画をCheck！

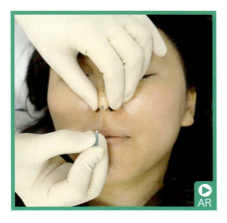

❶局所麻酔後，ガイド針（23 G）にてカニューレ刺入点に穴を開けます。鼻尖部をつまんで針を刺すとあまり出血しません。

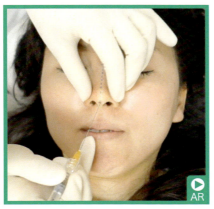

❷デザインに沿ってまっすぐに 25 G 鈍針カニューレ（50 mm）を皮下深層，骨膜上付近にゆっくり挿入します。カニューレ先端が注入予定部位に達したら，retrograde 法（極意 0「はじめに」参照）にて，フィラーが途切れないように一定の圧でゆっくり鼻尖部までフィラーを注入します。この時，シリンジを持つ反対側の母指と示指で鼻柱をつまみながら注入すると，正中から位置がずれにくくなります。注入後はマッサージをして形を整えます。

文　献

1) Kontis TC, Lacombe VG: Filler injection for nonsurgical rhinoplasty. Cosmetic Injection Techniques, pp140-145, Thieme Medical Publishers, New York, 2013
2) 水野力：鼻；ヒアルロン酸注入法．患者満足度ベストを目指す 非手術・低侵襲美容外科，高柳進編，pp104-109，南江堂，東京，2016

部位別注入テクニック 10 口唇への注入

> **ここがポイント！**
> 日本人の場合，欧米人のような肉厚でセクシーな唇は不自然に見えてしまいます。あまりボリュームを出しすぎないように，顔貌に似合う自然な形状に仕上げるのがコツです。また，年齢とかけ離れたボリュームの唇は不自然な外観となってしまうため，年齢に応じたデザインが必要です。

口唇の加齢による変化

　口唇も加齢とともに，ボリューム（特に上口唇）や水分量が減少し，口唇縁がぼやけ輪郭がはっきりしなくなってきます。艶がなくなり，縦ジワも目立つようになります。また，人中稜・cupid bow が平坦化し口角も下がってきます。このような萎縮変化に対し，フィラー注入で口唇の形状とボリュームを回復することができます。

注入のコツと注意点

　まず最初に，赤唇部のボリュームを増加させる必要があるか，口唇縁の輪郭をはっきりさせる必要があるか，あるいはその両方が必要かどうかを判断します。ほとんどの場合，両方に注入が必要となりますが，先に口唇縁に注入してから赤唇部に注入します。注入後は急速に浮腫が生じて腫れるため，片側の治療（口唇縁と赤唇部）を速やかに終えてから反対側に移ります。
　また，注入後数日間は腫れが残ります。通常 3 ～ 7 日程度で腫れは引くため，仕上がりは 1 週間後となります。効果は 6 カ月～ 1 年程度持続します。フィラー注入によって口唇ヘルペスを誘発することがあるため，口唇ヘルペスの既往がある患者さんには抗ウイルス薬の予防投与が必要です。

1 リスク血管

　このエリアで注意すべきは，顔面動脈の枝である上唇動脈および下唇動脈です（図 1）。ここに塞栓を生じると，口唇の壊死が起こります。鋭針の使用時には特に注意が必要です。

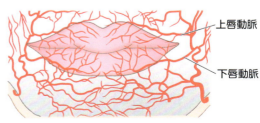

図 1　口唇のリスク血管

2 麻酔について

　口唇は注入の痛みが非常に強い部位です。痛みに強い患者さんは，麻酔クリーム塗布だけで我慢できますが，ブロック麻酔を行った方が楽です。麻酔の注入部位を示します（図2）。ブロック麻酔により，注入後しばらく口唇の左右差が生じることがある旨を患者さんに説明しておきます。

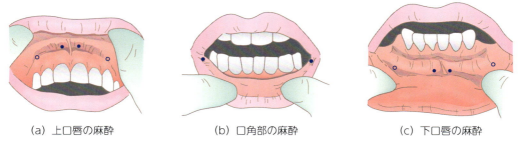

(a) 上口唇の麻酔　　(b) 口角部の麻酔　　(c) 下口唇の麻酔

図2　口唇のブロック麻酔（注射部位と麻酔の量）
- ●：2％Eキシロカイン0.1 ml，　○：2％Eキシロカイン0.5 ml

3 口唇注入に適した製剤

　日本人の場合は，欧米人のように肉厚でセクシーな唇は不自然で，自然な仕上がりが好まれます。著者は，口唇への注入にはTeosyal®RHA 1やTeosyal®RidensityⅡ（ともにTeoxane社，スイス）を頻用しています。より輪郭をはっきりさせたい，ボリュームをしっかり出したい場合にはジュビダームビスタ®ウルトラXC（アラガン・ジャパン社）や，レスチレン®リド，レスチレンパーレーン®リド（ともにガルデルマ社，日本）等を使用します。

　Radiesse®（Merz社，ドイツ）は，口唇に注入した場合，小結節を生じることがあるため禁忌です。

4 注入手技

　口唇への注入は，デザインや注入部位に応じて鈍針カニューレと鋭針を使い分けています。

1）口唇縁への注入

　鈍針カニューレを使用する場合は，口角に刺入点を取り，30 G 27 mmを使用します。細いカニューレの方が，よりはっきりとした口唇縁を作ることができます。カニューレを浅く口唇縁に沿ってcupid bowの中心まで刺入しますが，口唇縁は曲線のため，指で口唇を引っ張りながらカニューレを挿入し，retrograde linear threading法（極意0「はじめに」参照）でゆっくりとフィラーを注入します（図3）。この時に，一定の圧・スピードで注入しないと凸凹の口唇縁になってしまうため，注意が必要です。cupid bowをよりはっきりさせたい場合は，この部位のみ鋭針を用いて追加注入します。

　鋭針で注入する場合は，口唇縁を分割し，図3に示した順で注入します。つなぎ目が不自然にならないように注意が必要です。

2）赤唇部への注入

鈍針カニューレを使用する場合は，口唇縁の注入に続いて同じ刺入点からそのまま赤唇部の粘膜内にも注入します。鋭針を使用する場合は，塞栓に注意が必要です（図4）。

3）平坦化した人中稜への注入

人中に沿って注入する方法（図5-a）と，人中の側方から細かく垂直に注入し，人中を盛り上げる方法（図5-b）があります。

4）上口唇上部の縦ジワへの注入

上口唇上部の縦ジワは，口輪筋の過収縮が原因なので，フィラー注入に先立ってボツリヌストキシン注射を併用すると良い効果が得られます（図6）。ボツリヌストキシン注射は，効きすぎると口唇の機能障害や変形を来たすため，初回は2ポイント1単位の注射から開始した方が無難です。また，吹奏楽器の演奏や歌唱をする患者さんには禁忌です。

ボツリヌストキシン注射後，口唇縁にフィラーを注入するだけでシワが目立たなくなるケースが多いですが，まだシワが目立つ場合は，上口唇上部にもフィラーを注入します（図7）。

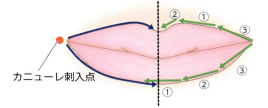

図3　口唇縁への注入

矢印の向きは針の刺入方向です。注入はすべてretrograde linear threading法にて行います。

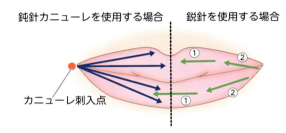

図4　赤唇部への注入

矢印の向きは針の刺入方向です。注入はすべてretrograde linear threading法にて行います。

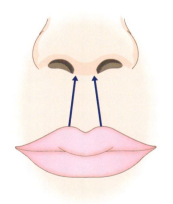 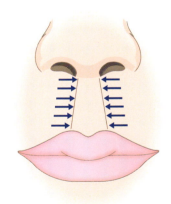

（a）人中に沿って注入する方法　　　（b）人中を盛り上げる方法

図5　人中稜への注入

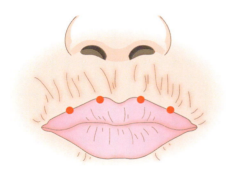 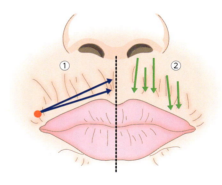

図6　上口唇上部の縦ジワへのボツリヌストキシン注射ポイント
　赤唇縁に沿った2または4カ所にボツリヌストキシン1～2単位注射。

図7　上口唇上部の縦ジワへのフィラー注入
　①：鈍針カニューレを使用し，皮下浅層にフィラーをfannig法（極意0「はじめに」参照）にて注入します。粘性・弾性・吸水性の低いフィラーを少量，薄く注入するのがコツです。
　②：縦ジワに沿って，鋭針でフィラーを真皮内に注入します。製剤はHumallagen®（Regenerative Medicine International, LCC, 米国）や，Belotero® Lidcaine Soft（Merz社，ドイツ）が適しています。

症　例

【症例①】38歳，女性，口唇への注入

　メイク時の口紅のにじみ（小ジワ）と，唇に艶・ハリがないことが主訴です。あまりボリュームを出したくないとの希望で，Teosyal®RHA 1を計1.0 ml使用しました。
　注入直後は浮腫が生じています。注入後1カ月には，自然な輪郭，ハリ，小ジワの改善が得られています（図8）。本人の満足度は高く，久しぶりに会った友人に「唇がキレイ！　どこのリップ使ってるの？」と聞かれたそうです。
　このようにTeosyal®RHA 1は，あまり唇の形状を変化させず，ナチュラルに輪郭・ボリュームを回復し，艶とうるおいが増します。日本人には適した製剤です。

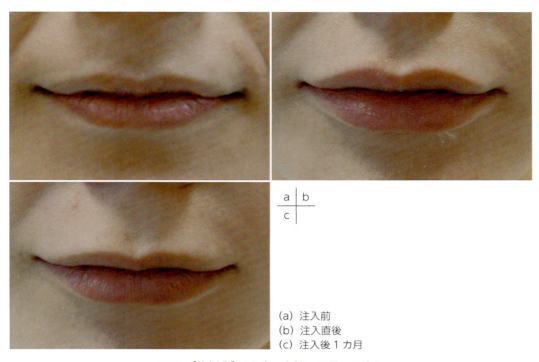

a	b
c	

(a) 注入前
(b) 注入直後
(c) 注入後 1 カ月

図 8 【症例①】38 歳，女性，口唇への注入

【症例②】81 歳，女性，口唇への注入

　主訴は，口唇の菲薄化です。Teosyal®Redensity Ⅱを合計 1.0 ml 使用し，形状とボリュームを回復しました。高齢の方の場合，あまりボリュームを出しすぎると，非常に不自然な外観になってしまいます。年齢相応のボリュームに留めることが重要です。口唇のボリュームを回復することによって，下がっていた口角が挙上しています（図 9）。

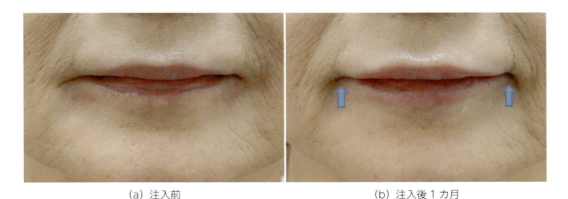

(a) 注入前　　　　　　　　　　　　　　　(b) 注入後 1 カ月

図 9 【症例②】81 歳，女性，口唇への注入

▶ 動画をCheck！

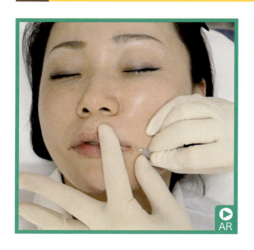

❶上口唇（左半分）への注入：口角に刺入点を取り，30 G 鈍針カニューレを浅く口唇縁に沿ってcupid bowの中心まで刺入します．一定の圧・スピードでシリンジを引きながら注入していきます．口唇縁への注入が終わったらそのまま針を抜かずに，引き続き赤唇部への注入を行います．

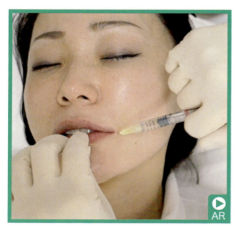

❷下口唇（左半分）への注入：上口唇に続いて下口唇に注入します．上口唇注入時と同じ刺入点から30 G 鈍針カニューレを浅く口唇縁に沿って中心まで刺入し，一定の圧・スピードでシリンジを引きながら注入していきます．上口唇同様に，口唇縁への注入が終わったらそのまま針を抜かずに，引き続き赤唇部への注入を行います．注入後はマッサージをしてフィラーを均等にならし，触診でフィラーが均等に入っているかを確認します（特に口唇縁）．

∞ 文　献 ∞

1) Kontis TC, Lacombe VG: Filler injection for lip augmentation. Cosmetic Injection Techniques, pp114-117, Thieme Medical Publishers, New York, 2013
2) Small R, Hoang D: Dermal Filler Procedures. pp99-125, Wolters Kluwer Health, Philadelphia, 2012
3) 佐藤英明：ヒアルロン酸注入法．患者満足度ベストを目指す 非手術・低侵襲美容外科，高柳進編，pp204-209，南江堂，東京，2016
4) de Maio M, Rzany B（新橋武訳）：上口唇・下口唇のしわ．美容医療 ボツリヌストキシンを効果的に使うために，pp89-91，克誠堂出版，東京，2011

III
ケーススタディ

Facial Filler

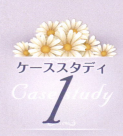

ケーススタディ 1 39歳, 女性

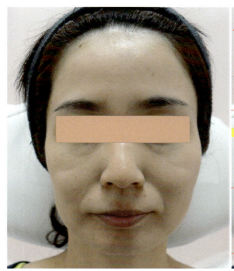
注入前

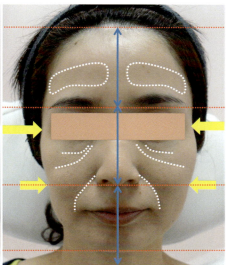
注入前評価

①前額部の凹み
②側頭部の凹み
③側頬部の凹み
④下眼瞼の溝（tear trough）
⑤ゴルゴライン（midcheek groove）
⑥ほうれい線
⑦顔面下1/3（lower face）のボリューム不足（短縮）

1 注入前評価

　一見したところ，39歳にしては少し老けて見えます。全体的に若々しくしたいというのが患者さんの希望でした。前額部・側頭部・側頬部の凹み，下眼瞼の溝（tear torugh），ゴルゴライン（midcheek groove），ほうれい線が目立ち，輪郭の不整（左右非対称）も見られます。顔面下1/3（lower face）のボリューム・長さも不足しており，バランスが悪くなっています。

2 使用したフィラーの種類と量

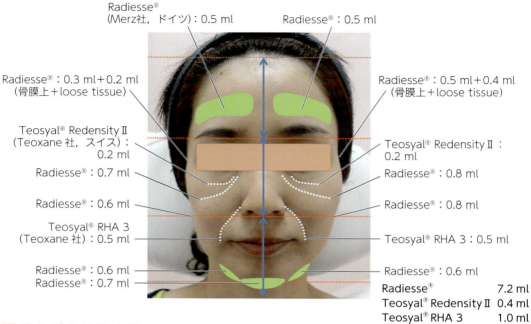

Radiesse® 7.2 ml
Teosyal® Redensity II 0.4 ml
Teosyal® RHA 3 1.0 ml
合計 8.6 ml

3 注入前と注入直後

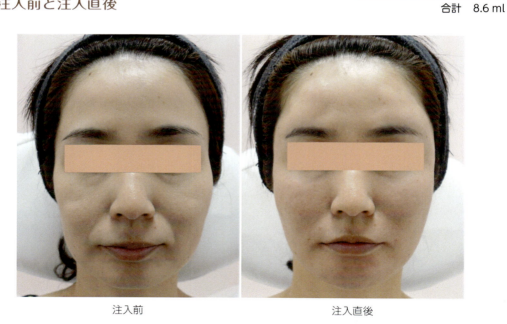

注入前　　　　　　　　　　注入直後

　Radiesse®は，注入後2〜3週間程度でキャリアジェルが吸収されることにより，ボリュームが減少し，周辺組織となじみ自然な仕上がりになります．それを予測して注入量は多めに，若干過矯正に仕上げています．

4 注入前と注入後1カ月

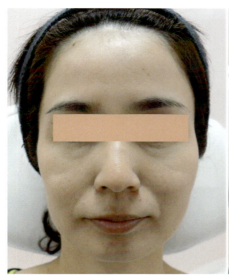
注入前

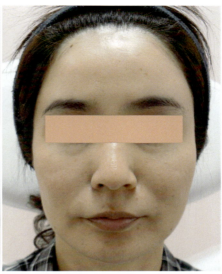
注入後1カ月

　注入後1カ月,完全に落ち着いた状態です。術前にピックアップした問題点はおおむね改善され,若々しく見えるようになりました。左右非対称だった輪郭もほぼ対称となっています。

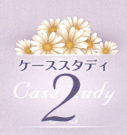

ケーススタディ 2　38歳，女性

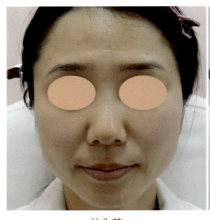

注入前

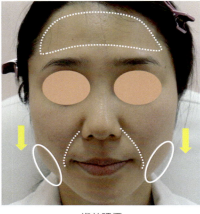

術前評価

①前額部の凹み
②ほうれい線
③咬筋肥大によるエラ
④軽度下垂

1 注入前評価

　顔面下2/3に比して，額の痩せ（ゴツゴツ感）が目立ちます。また，咬筋肥大によるエラの張り，および軽度の頬部下垂により輪郭がホームベース型になっています。ほうれい線もやや目立ちます。

2 使用したフィラーの種類と量

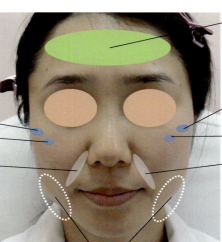

Cleviel®Prime（Aestura社，韓国）：3 ml

Teosyal®RHA 3（Teoxane社，スイス）：0.15 ml

Teosyal®RHA 3：0.1 ml

レスチレン®リド（ガルデルマ社，日本）：0.3 ml

Teosyal®RHA 3：0.15 ml 頬骨上のリフティングポイント

Teosyal®RHA 3：0.1 ml

レスチリン®リド：0.2 ml

ボトックス（24 U）

Cleviel®Prime	3.0 ml
レスチレン®リド	0.5 ml
Teosyal®RHA 3	0.5 ml
合計	4.0 ml

〔その他：ボトックス（24 U）〕

3 注入前と注入後1カ月

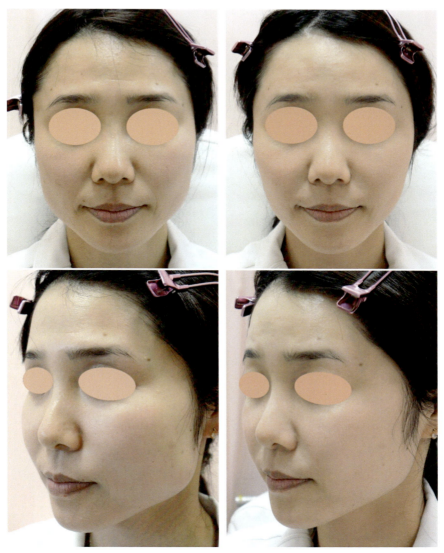

注入前　　　　　　　　　　　　注入後1カ月

　注入後1カ月，額が丸くなめらかになっています。また，注入前は四角いホームベース型だった輪郭が，注入後は逆卵型に変化しリフトアップして見えるようになりました。
　このケースのようにボリュームロスが少ない場合は，少量のフィラーを，支持靱帯を支持するポイントに注入することによってリフティング効果を得ることができます。ほうれい線はこれ以上浅くすると，返って不自然な顔貌となってしまいます。完全に平らにしないことが自然な仕上がりのコツです。

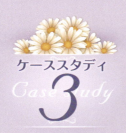

38歳，女性

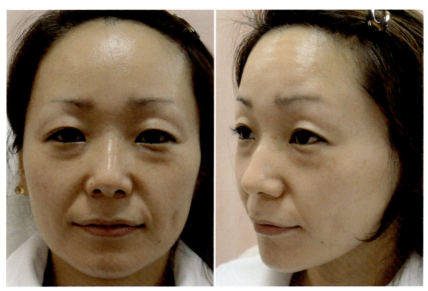

注入前

1 注入前評価

　全体的にボリュームロスがあり，下眼瞼から中顔面（tear trough および midcheek groove）の凹みとほうれい線，さらに側頭部（こめかみ）・側頬部の凹み，および下顎部の平坦化による輪郭不整により，実年齢よりもかなり老けて見えます．これらを補正する目的で，合計 9.7 ml のフィラー〔Radiesse®（Merz 社，ドイツ）：4.8 ml，各種ヒアルロン酸製剤：4.9 ml〕を，3週間間隔で3回に分けて注入しました．

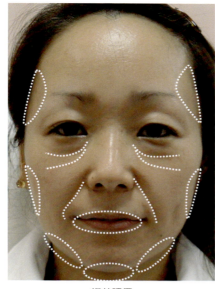

①側頭部の凹み
② tear trough および midcheek groove
③側頬部の凹み
④下顎部の平坦化
⑤ほうれい線
⑥口唇の菲薄化

術前評価

2 使用したフィラーの種類と（3回の合計）量

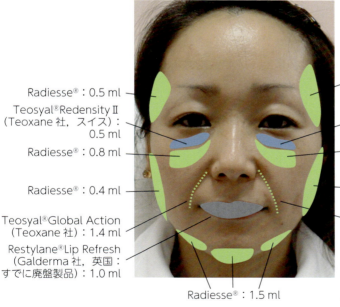

Radiesse® : 0.5 ml
Teosyal®Redensity II（Teoxane 社，スイス）: 0.5 ml
Radiesse® : 0.8 ml
Radiesse® : 0.4 ml
Teosyal®Global Action（Teoxane 社）: 1.4 ml
Restylane®Lip Refresh（Galderma 社，英国：すでに廃盤製品）: 1.0 ml
Radiesse® : 1.5 ml

Radiesse® : 0.4 ml
Teosyal®Redensity II : 0.5 ml
Radiesse® : 0.7 ml
Radiesse® : 0.5 ml
Teosyal®Global Action : 1.5 ml

Radiesse®	4.8 ml
Teosyal®Redensity II	1.0 ml
Teosyal®Global Action	2.9 ml
Restylane®Lip Refresh	1.0 ml
合計	9.7 ml

ケーススタディ3　38歳，女性

3 注入前と3回注入直後

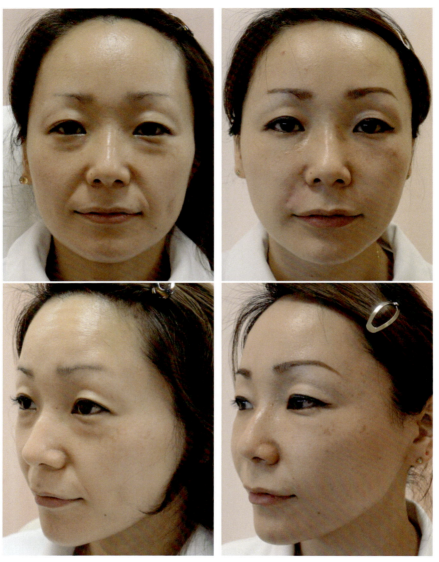

注入前　　　　　　　　　　　　3回注入直後

　注入後，全体のボリュームが回復し，輪郭が逆卵型に整うことによって，かなり若返って見えるようになりました。周囲から「きれいになった」「健康的になった」と言われることが多くなったそうで，患者さんの満足度は非常に高いです。
　フィラーを解剖学的に適切な位置に注入してボリュームを回復すると，意識せずとも靱帯のリフトアップ効果も同時に得られます。

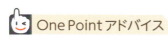 **One Point アドバイス**

　この症例では，注入前・後の写真を並べてみると，相当顔が変化したように見えますが，これだけの改善があっても，意外と周囲の人にフィラー注入を受けたことを気付かれないことが多いようです．眼を二重にしたり，鼻を高くしたりすると，「何か美容整形した？」と指摘されることが多いようですが，フィラー注入においては「最近，若々しくなったね」「キレイになったね」といった指摘のされ方をするだけで，何か美容治療を受けたことが他人にはわかりにくいのが特徴です．

4 効果の長期持続性について

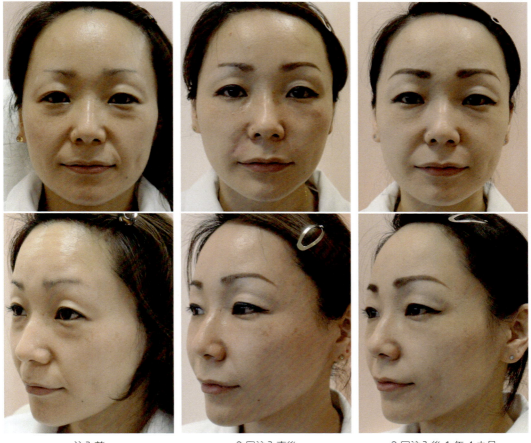

　　　　注入前　　　　　　　　　3回注入直後　　　　　　3回注入後1年4カ月

　気になる効果の持続性について，3回注入後1年4カ月で再びボリュームロスが生じていますが，治療前と比べると60〜80％程度の効果は維持できているのではないかと思います．特に側面の写真でみると，治療前と比べればかなり良い状態が保てていることがわかります．

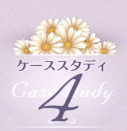# 49歳，女性

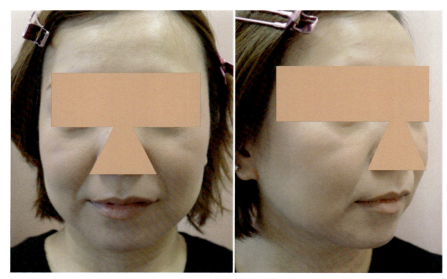

注入前

1 注入前評価

　顔全体的にボリュームロスと下垂の程度が強く，影が多くて垂れ下がった感じの印象です．下眼瞼から中顔面（tear trough および midcheek groove）の凹み，およびほうれい線が目立ち，下顎部の平坦化・縮小および頬部の下垂による輪郭不整が見られます．これらを補正する目的で，トータル10.8 ml〔Radiesse®（Merz 社，ドイツ）5.7 ml，各種ヒアルロン酸製剤 5.1 ml〕のフィラーを，2回に分けて注入しました．

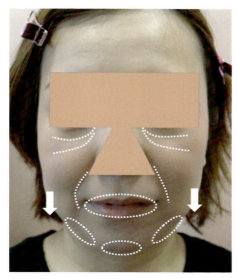

①tear trough および midcheek groove
②ほうれい線
③頬部のたるみ
④口唇の菲薄化
⑤下顎部の平坦化，jawline の輪郭不整

2 使用したフィラーの種類と（2 回の合計）量

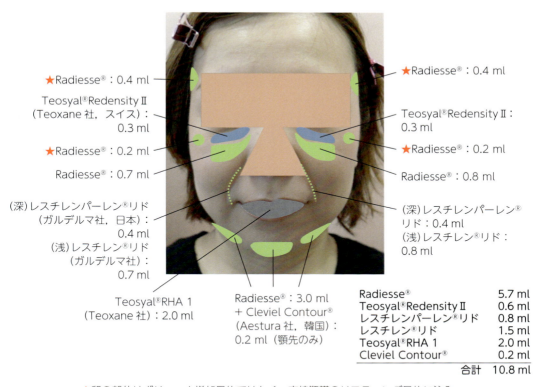

★Radiesse®：0.4 ml
Teosyal®RedensityⅡ（Teoxane 社，スイス）：0.3 ml
★Radiesse®：0.2 ml
Radiesse®：0.7 ml
（深）レスチレンパーレン®リド（ガルデルマ社，日本）：0.4 ml
（浅）レスチレン®リド（ガルデルマ社）：0.7 ml
Teosyal®RHA 1（Teoxane 社）：2.0 ml
Radiesse®：3.0 ml + Cleviel Contour®（Aestura 社，韓国）：0.2 ml（顎先のみ）

★Radiesse®：0.4 ml
Teosyal®RedensityⅡ：0.3 ml
★Radiesse®：0.2 ml
Radiesse®：0.8 ml
（深）レスチレンパーレン®リド：0.4 ml
（浅）レスチレン®リド：0.8 ml

Radiesse®	5.7 ml
Teosyal®RedensityⅡ	0.6 ml
レスチレンパーレン®リド	0.8 ml
レスチレン®リド	1.5 ml
Teosyal®RHA 1	2.0 ml
Cleviel Contour®	0.2 ml
合計	10.8 ml

★印の部位はボリューム増加目的ではなく，支持靱帯のリフティング目的に注入。

ケーススタディ 4　49 歳，女性

❸ 注入前と1回注入後6カ月・2回注入直後

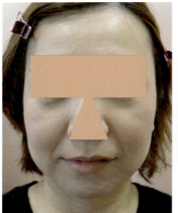
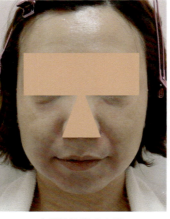
1回注入後6カ月
※ファンデーションなし
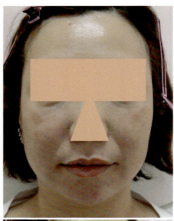

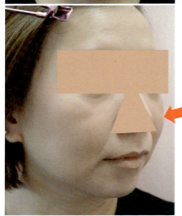
注入前
※ファンデーションあり
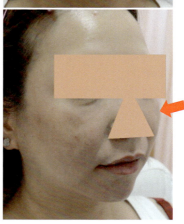
2回注入直後
※ファンデーションなし

　注入前には全体的な下垂によって四角く変形していた輪郭を，逆卵型に整えることによってリフトアップし，若々しく見えるようになりました。フィラーを解剖学的に適切な位置に注入して，不足したボリュームを回復すると，同時に支持靭帯のリフトアップ効果も得られますが，この症例においては下垂の程度が強かったため，支持靭帯をリフティングするポイント（前図の★印）にも同時に注入しています。それにより，より高いリフトアップ効果が得られます。

　正面写真において，術前はファンデーションありにもかかわらず顔全体に影が多く見られますが，2回注入後はファンデーションなしでも影がほとんど消失し，顔全体が明るく見えるようになりました。ななめ側面写真においては，術前にかなり下垂していた頬の位置が上がり，最適なS字カーブ（ogee curve）を描いています（矢印）。

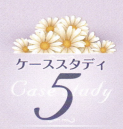

ケーススタディ 5 51歳，女性

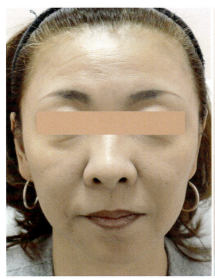
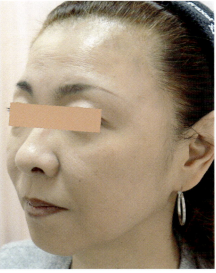

注入前

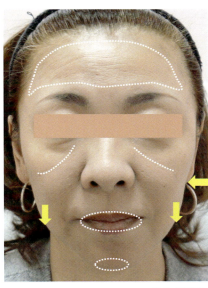

①前額の痩せ・シワ
②midcheek groove
③頰部の軽度下垂
④口唇の菲薄化・左右非対称
⑤下顎部の平坦化
⑥輪郭の左右非対称

注入前評価

1 注入前評価

顔面下 2/3 に比して，前額部の痩せ・シワが目立ちます。中顔面のボリュームロスと下眼瞼の溝も若干目立ちますが，注入前のシミュレーションにて，中顔面（midcheek groove）を補正することによって下眼瞼の溝も改善すると予測できたため（極意 12「ゴルゴライン治療の落とし穴」参照），中顔面にのみフィラーを注入しました。

また，輪郭や口唇の左右非対称により顔が歪んで見えるため，その補正も行いました。さらに患者さんの希望で鼻筋にも少量ヒアルロン酸を注入しています。顔全体で，トータル 7.2 ml（各種ヒアルロン酸製剤のみ）のフィラーを使用しました。

2 使用したフィラーの種類と量

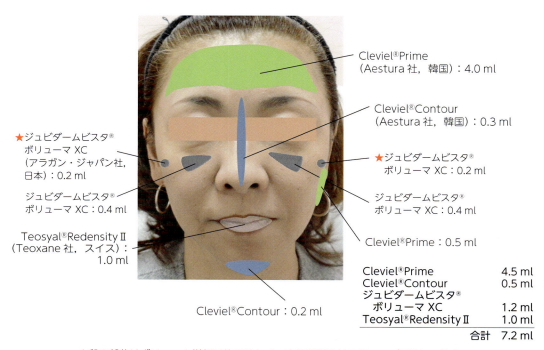

Cleviel®Prime（Aestura 社，韓国）：4.0 ml
Cleviel®Contour（Aestura 社，韓国）：0.3 ml
★ジュビダームビスタ®ボリューマ XC（アラガン・ジャパン社，日本）：0.2 ml
ジュビダームビスタ®ボリューマ XC：0.4 ml
Teosyal®Redensity Ⅱ（Teoxane 社，スイス）：1.0 ml
★ジュビダームビスタ®ボリューマ XC：0.2 ml
ジュビダームビスタ®ボリューマ XC：0.4 ml
Cleviel®Prime：0.5 ml
Cleviel®Contour：0.2 ml

Cleviel®Prime	4.5 ml
Cleviel®Contour	0.5 ml
ジュビダームビスタ®ボリューマ XC	1.2 ml
Teosyal®Redensity Ⅱ	1.0 ml
合計	7.2 ml

★印の部位はボリューム増加目的ではなく，支持靱帯のリフティング目的にて注入。

3 注入前と注入後1カ月

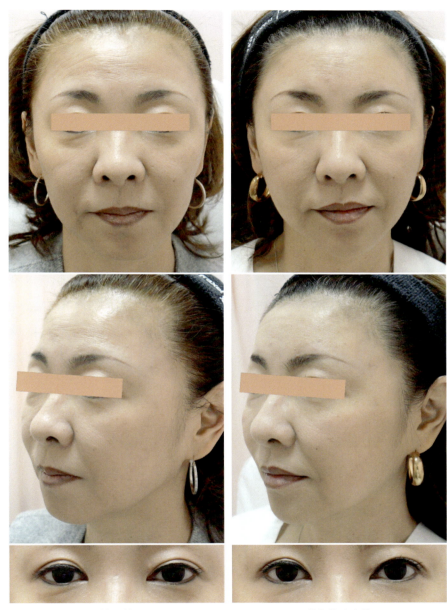

注入前　　　　　　　　　　　注入後1カ月

　自然なリフトアップ効果が得られ，輪郭も逆卵型に整い，若々しく見えるようになっています。輪郭の左右差も改善しました。ほうれい線は若干目立ちますが，今回は患者さんの予算の関係上，ほうれい線には注入していません。注入のファーストチョイスと思われがちなほうれい線ですが，若返り治療においては必ずしもそうではないことがわかります。また，額のボリュームをしっかりと回復することによって，眉毛の位置が高くなり，目が開けやすくなりました。

ケーススタディ5　51歳，女性

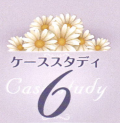

ケーススタディ 6 　40歳，女性

1 美しい横顔を作る

まずは，注入前後の写真を見てください。もともと非常に美しい方ですが，フィラーで輪郭を整えるだけで，横顔がより一層美しくなります。

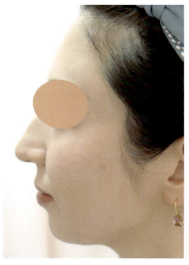
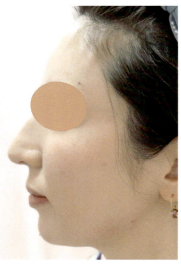

注入前　　　　　　　　　注入直後

2 注入前評価

額がボリュームロスにより平坦化しています(①)。また，頬の最も高い位置がかなり下方に下がっています(②)。下顎部もやや後退気味です(③)。①〜③をフィラーによって補正しました。

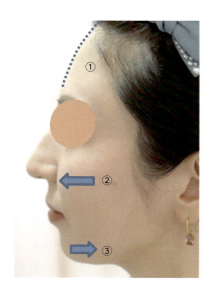

3 使用したフィラーの種類と量

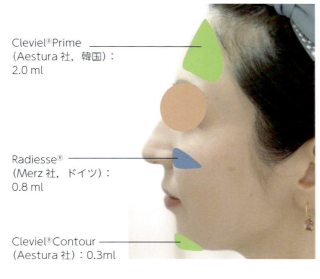

Cleviel®Prime
(Aestura 社,韓国):
2.0 ml

Radiesse®
(Merz 社,ドイツ):
0.8 ml

Cleviel®Contour
(Aestura 社):0.3ml

Cleviel®Prime	2.0 ml
Cleviel®Contour	0.3 ml
Radiesse®	0.8 ml/ 左片側
	(両側では 1.5 ml)
合計	3.8 ml

4 注入前と注入直後

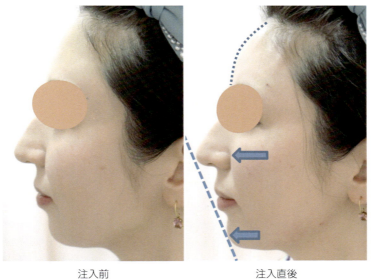

注入前　　　　　　　注入直後

　注入後は額がふっくら丸みを帯び,下がっていた頬位置も高くなっています。また,後退していた顎も前に出て,美しい E-ラインが形成されました。

※E-ライン:軟組織分析法の1つで,横顔において「軟組織のオトガイ(頤)部と鼻先を結ぶ線」をE-ラインと呼び,美の基準の1つとされています。上・下唇がこの線上のやや内側にある横顔が理想的とされていますが,鼻の低い人(日本人)については,上・下唇が線上にあればよいとされています。

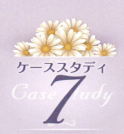

52歳，女性
（顔面骨格の高度萎縮変形症例）

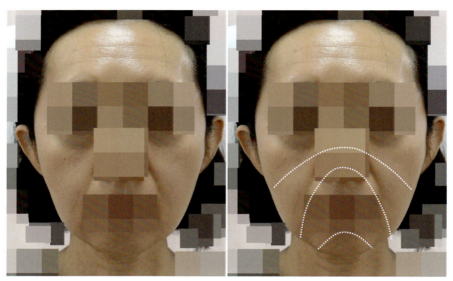

注入前 　　　　　　　　　注入前評価（sagging face）

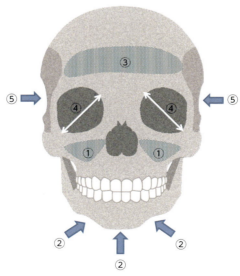

土台となる骨格の萎縮変形
高度骨萎縮変形が①上顎骨，②下顎骨，③前額骨，
④眼窩，⑤側頭骨に生じている。

1 注入前評価

　あらゆる部位のボリューム不足と下垂によって，実際の年齢よりかなり老けて見えます．触診により，土台となる骨格が高度に萎縮変形しているのが確認できました．生まれつき骨格の脆弱な人は，このようにかなり早い年齢から骨吸収が進行し，老けてしまいます．骨が萎縮すると，支持靱帯の付着部も二次的に変化し，たるみをより悪化させる要因となります．全体的に下向きベクトルの顔貌は sagging face と呼ばれ，疲れて悲しげな顔に見えてしまいます．「周囲からいつも『疲れているの？』と言われるので，元気に見える顔にしてほしい」というご希望でした．

　このようなケースの場合，骨格のボリュームと形状の復元を意識しながら注入を行います．カウンセリングで立てた治療目標は以下の通りです．
①ベースとなる骨格のボリュームと形状の補正（側頭部，上顎骨，下顎骨）
②下眼瞼から中顔面のボリューム回復と形状の補正
③下顎部のボリューム回復と形状の補正
④ほうれい線・マリオットラインを浅くする
⑤額のシワを浅くする（ボツリヌストキシン注射）

2 使用したフィラーの種類と量

　3回に分けて施術を行いました．

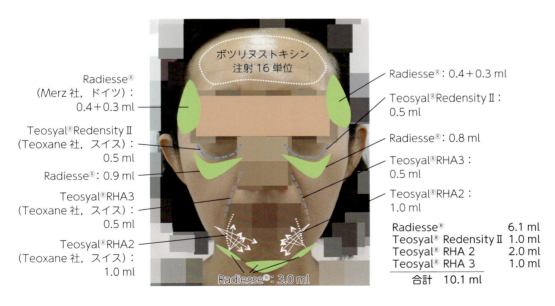

3回施術のトータル注入量．こめかみは骨膜上に 0.4 ml，皮下の粗な結合織の層に 0.3 ml 注入．

③ 術前と注入後3カ月

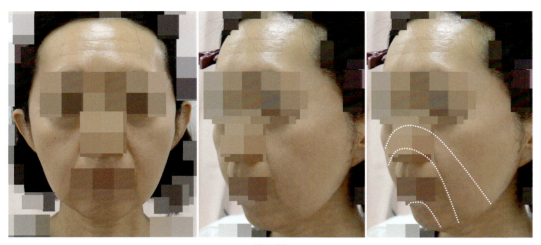

注入前

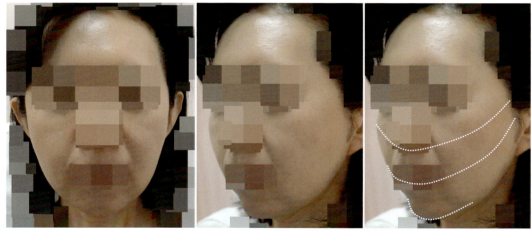

3回注入後3カ月

　注入後は，かなり若々しく，元気そうに見えるようになりました。
　注入前には全体的に下向きベクトルのsagging faceが，上向きベクトルのsmile faceになっています。また，ななめ側面でみると，注入前には凸凹していたフェイスラインが美しいogee curve（オージーカーブ）を描いています。この美しいogee curveを作ることがポイントで，美しいogee curveを作るために必要な部位にフィラーを注入すれば，意識せずとも必然的に支持靭帯が引き上がり，リフティング効果も同時に得られます。

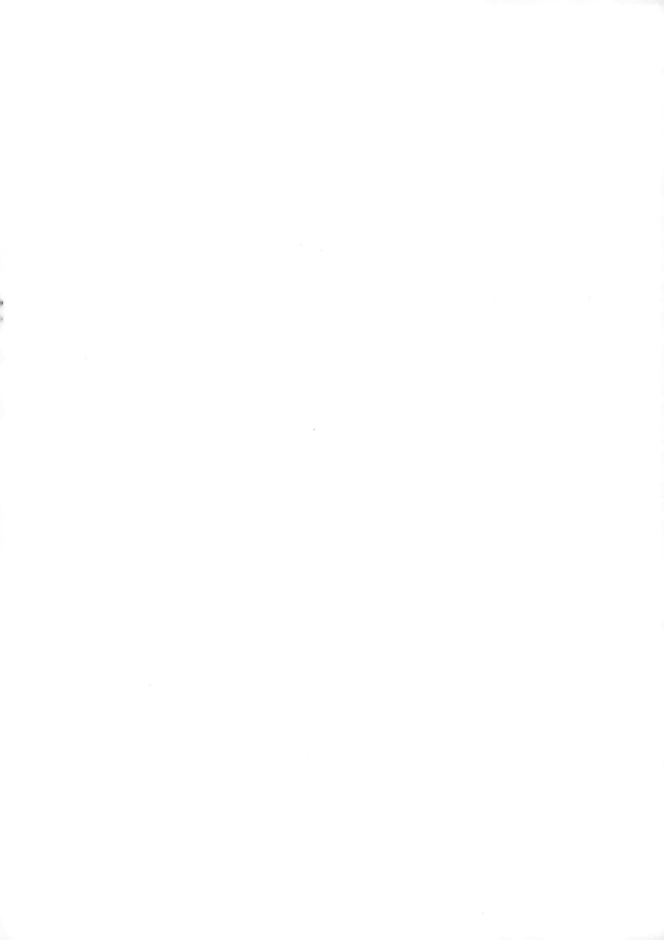

索 引

和 文

【あ行】

アイスパック………………………6
異物肉芽腫………………20, 21, 81
オージーカーブ…………………158
オトガイ部………………………115

【か行】

カウンセリング………………22, 23
顔前面………………………………16
顔側面………………………………16
下顎部………………………42, 115
下眼瞼………………………………99
下眼瞼の溝……………………75, 77
過矯正…………………………64, 65
過矯正の補正…………………64, 66
顎……………………………31, 33, 115
下唇動脈…………………………131
滑車上動静脈・神経……………110
滑車上動脈…………………82, 86
合併症………………………………81
ガミースマイル……………………93
カルシウムハイドロキシアパタ
  イト………………………………20
カルシウムハイドロキシアパタ
  イト粒子…………………………61
眼窩…………………………………72
眼窩下動脈…………………………28
眼角静脈…………………………101
眼角動脈………………28, 82, 92, 101
眼窩上動脈・神経………………110
眼窩内脂肪………………………100
患者教育……………………………22
眼動脈塞栓…………………………86
顔面空間（space）………………13
顔面骨格……………………………10

顔面の分割…………………………15
顔面の老化…………………………10
眼輪筋・眼窩部…………………100
眼輪筋・眼瞼部…………………100
逆卵型フェイス………………34, 36
逆行性塞栓…………………………86
頬骨眼窩動脈……………………106
局所麻酔クリーム…………………6
局所麻酔注射………………………8
くぼみ眼…………………………122
口唇………………………………131
口唇縁……………………131, 132
口輪筋の過収縮…………………133
小顔…………………………………31
小顔効果……………………………33
こめかみ……………………31, 106
コラーゲン…………………………20
コラーゲン産生……………………61
コラーゲン産生促進作用
  ………………………………61, 119
ゴルゴライン
  …………71, 73, 75, 76, 96, 98

【さ行】

支持靱帯……11, 12, 13, 57, 59
失明……………………………81, 86
脂肪コンパートメント…………14
脂肪組織……………………………14
上口唇上部の縦ジワ……………133
上唇挙筋……………………………93
上唇動脈…………………………131
上唇鼻翼挙筋………………………93
上鼻翼動脈……………………92, 125
静脈塞栓……………………82, 83, 88
少量ポイント注入…………………46
シリコン……………………………20
シワ…………………………………2
真性支持靱帯……………46, 47, 48

深層脂肪………………………14, 25
人中稜………………………131, 133
スキンタイトニング効果
  ………………………………18, 119
赤唇部………………………131, 133
線維芽細胞…………………………61
前額部……………………………109
浅層脂肪………………………14, 26
浅側頭静脈………………………106
浅側頭動脈………………………106
前頭筋………………………………39
前頭骨……………………………109
創傷治癒機転……………………119
側頬部……………………………113
塞栓…………………………………81
塞栓症の治療………………………84
塞栓症の予防………………………83
側頭部………………………31, 106

【た行】

中顔面…………………………71, 96
中側頭動脈………………………106
注入後のケア………………………9
注入の禁忌…………………………9
長期維持……………………………60
長期経過……………………………59
動脈塞栓………………………82, 83
鈍針カニューレ……………………3

【な行】

脳梗塞………………………………81

【は行】

ハイリスクエリア…………………82
剥離操作…………………………119
ハンモック状のたるみ……………72
ヒアルロニダーゼ……………84, 85
ヒアルロン酸………………………20

160

ヒアルロン酸分解酵素	85
鼻筋	125
鼻唇溝	2, 92
額の表情ジワ	39
ヒトコラーゲン製剤	102, 104
鼻背動脈	125
皮膚壊死	81
表情筋	14, 15
瓢箪型フェイス	34
瓢箪変形	35
フィラー過剰注入	66
フィラー製剤	18, 20
フィラー塞栓	81
フィラー注入	19
ブロック麻酔	5
ポイントリフト手技	46
ほうれい線	2, 50, 92
頰の形	25, 26
ボツリヌストキシン注射	39
ボツリヌストキシン様効果	39
ポリアクリルアミド	20

【ま行】

麻酔	5
マリオネットライン	2, 42, 115, 118

【ら行】

リフティングポイント	46, 47
輪郭	24
老化のプロセス	10
老化予防	59

欧　文

【 A to Z 】

anterograde 法	3
bolus 法	4
Botox vista®	53
buccal fat	42
cross-haching 法	4
cupid bow	131
deep medial cheek fat	26
depot 法	4
E-ライン	129, 155
eye bag	103
fanning 法	4
ferning 法	4
filler rhinoplasty	125
grid 法	4
Humallagen®	102, 104
jawline	42, 43, 115, 117
labiomandibular fold	2, 42
lateral face	113
lateral SOOF	26
malar fat pad	97
malar mound	73
mandibular lig.	42, 50
masseteric lig.	42
maxillary angle	71
maxillary lig.	50
MD Codes™	46, 52, 54
medial SOOF	26, 51
midcheek groove	2, 73, 75, 76, 96, 98, 99
nasojugal fold	2, 99
nasolabial fat pad	97
nasolabial fold	2
ogee curve	158
orbicularis retaining lig.(ORL)	48, 72, 100
palpebromalar groove	2, 75, 99, 100
premasseter space	42
prezygomatic space	73
retaining ligament	11, 12, 13, 57
retrograde linear threading 法	3
sagging face	157
serial puncture 法	4
SOOF	25
sub orbicularis oculi fat	25, 51
sunken upper eyelids	122
tear trough	2, 75, 77, 99, 100, 101, 102
Teosyal® Redensity Ⅱ	102, 104
the MdM 8-point lift	52
the tear trough–orbicularis retaining ligament complex	101
TrueLift メソッド	46, 47, 57
VST®-Eye	52, 53, 54, 57
VST®-Shape	52, 54, 57
zygomatic lig.	49, 72, 98

著者紹介

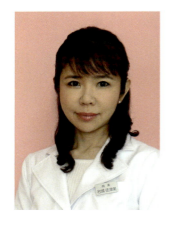

岩城 佳津美（いわき かつみ）
いわきクリニック形成外科・皮フ科　院長

【　経　　歴　】
1995年　大阪医科大学医学部　卒業
1995年　京都大学医学部附属病院　麻酔科研修医
1997年　済生会中津病院形成外科　専修医
1998年　城北病院〔現：北山武田病院（京都市）〕形成外科・美容皮膚科　常勤医
2003年　京都府長岡京市にて「いわきクリニック形成外科・皮フ科」開業

【 所属学会 】
日本形成外科学会，日本皮膚科学会，日本美容外科学会，日本抗加齢美容医療学会（理事），日本臨床形成美容医会，アメリカレーザー学会，日本臨床皮膚外科学会，日本美容皮膚科学会

【 得意分野 】
レーザー治療全般をはじめ，あらゆる皮膚のトラブルに対応すべく，美容皮膚科診療にも力を注いでいる．特にフィラー注入においては18年の治療経験をもち，多くの学会発表に加え，医師向けの講演会，セミナーなどの講師依頼も多数あり．

【　趣　　味　】
Siesta（昼寝），写真撮影（特に風景・花），旅行（一人旅），トレッキング，ポール・マッカートニーの追っかけ

【 主な著作 】
論文
- フィラー注入による顔面の若返り治療．日美容外会報38：81-91，2016
- 炭酸ガスフラクショナルレーザーを用いた痤瘡後瘢痕の治療．形成外科58：769-779，2015
- 下眼瞼のちりめんじわ・眼瞼のくすみに対する治療戦略．PAPERS 75：55-63，2013

書籍（共著）
- ヒアルロン酸およびレディエッセの注入手技；治療の基本と私の考え方．Non-surgical美容医療超実践講座，宮田成章編者，全日本病院出版会，東京（近刊予定）
- フィラー注入の極意は？　専門医でも聞きたい皮膚診療100の質問，宮地良樹編，メディカルレビュー社，大阪（近刊予定）
- スキンケアの基礎知識．患者満足度ベストを目指す非手術・低侵襲美容外科，高柳進編，pp18-23，南江堂，東京，2016

他多数

フェイシャル・フィラー
―注入の極意と部位別テクニック―　　　　　　＜検印省略＞

2017年 4 月14日　第1版第1刷発行
2022年10月 7 日　第1版第2刷発行
2023年 9 月14日　第1版第3刷発行

定価 12,100 円（本体 11,000 円＋税 10%）

著　者　岩城　佳津美
発行者　今井　良
発行所　克誠堂出版株式会社
〒113-0033　東京都文京区本郷 3-23-5-202
電話（03）3811-0995　振替 00180-0-196804
URL　http://www.kokuseido.co.jp

ISBN 978-4-7719-0480-4　C3047　¥11000E　　　印刷　三美印刷株式会社
Printed in Japan Ⓒ Katsumi Iwaki, 2022

・本書の複製権，翻訳・翻案権，上映権，譲渡権，公衆送信権，二次的著作物利用権等は克誠堂出版株式会社が保有します。
・本書を無断で複製する行為（複写，スキャン，デジタルデータ化など）は，「私的使用のための複製」など著作権法上の限られた例外を除き禁じられています。大学，病院，診療所，企業などにおいて，業務上使用する目的（診療，研究活動を含む）で上記の行為を行うことは，その使用範囲が内部的であっても，私的使用には該当せず，違法です。また私的使用に該当する場合であっても，代行業者等の第三者に依頼して上記の行為を行うことは違法となります。
・JCOPY＜（社）出版者著作権管理機構　委託出版物＞
本書の無断複写は著作権法上での例外を除き禁じられています。複写される場合は，そのつど事前に（社）出版者著作権管理機構（電話 03-5244-5088，Fax 03-5244-5089，e-mail：info@jcopy.or.jp）の許諾を得てください。